Birgit Arnsmann

Selbstmanagement statt Burnout

Optimale Methoden für Landwirtinnen und Landwirte

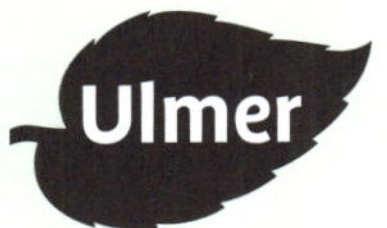

Inhalt

Vorwort

„Stress ist ein zweischneidiges Schwert. Wir brauchen ihn, um einen einzigen Tag zu überleben. Gleichzeitig kann er Menschen zum Verhängnis werden.“
(Stressforscher Bruce McEwan von der Rockefeller University)

Landwirte leben seit Jahren unter ständig wachsendem Druck. Fallende Erzeugerpreise führen zu schmerzlichen Einkommenseinbußen. Dazu kommt ein erhöhter administrativer Aufwand. Kurze oder gar keine Pausen und notorischer Zeitmangel prägen den Arbeitsalltag. Landwirte finden kaum noch Zeit für sich, für ihre Familie und ihre Freunde – von Hobbys oder Urlaub ganz zu schweigen.

Immer mehr Landwirte nehmen die körperlichen und psychischen Symptome permanenter Überforderung wahr und fangen an, sich dem Thema Stressmanagement zu nähern. Viele Landwirte verspüren einen tiefen inneren Antrieb, immer weiterzumachen, unvermindert Vollgas zu geben. Ihre hohe Arbeitsmoral und das permanente „Funktionieren-Müssen“ bringt sie jedoch an die Grenzen ihrer Belastbarkeit.

Die veränderten Rahmenbedingungen betreffen auch Landwirt Hannes (Name frei erfunden), den wir in diesem Buch ein Stück weit begleiten werden. Hannes berichtet von zunehmender Unlust bei der täglichen Arbeit, von Enttäuschung und Frustration über die schwierige wirtschaftliche Entwicklung der letzten Jahre. Er ist frustriert und verspürt oft Gefühle der Resignation und Sinnlosigkeit. Seine Gedanken drehen um Worte wie Machtlosigkeit, Hilflosigkeit und Ohnmacht .

Oft wacht er nachts auf und macht sich Gedanken über die Zukunft. Wo soll das alles hinführen? Der Betrieb besteht bereits in 4. Generation. Wir wollten den Betrieb doch gesund an unseren Sohn Michael abgeben – geht das überhaupt noch?

Dieses Praxisbuch kann die Rahmenbedingungen für Landwirte nicht ändern. Aber es kann Ihnen Wege aufzeigen, wie Sie mit diesen schwierigen Entwicklungen umgehen können, ohne dabei unterzugehen, ohne vom Stress überwältigt zu werden.

Sie werden in dem Buch viele Impulse, Methoden und Antworten zum Thema Stressmanagement finden. Sie werden sehen, wie Sie sich trotz viel Arbeit und Druck entspannen können. Wo können Sie sich Entlastung schaffen? Wie können Sie kleine Inseln der „Entschleunigung“ in Ihren Alltag einbauen – und wieder etwas mehr Ruhe und Harmonie verspüren?

Das Buch wird für Sie ein sehr praktisches, aber auch ein persönliches Buch werden. Am Ende eines jeden Kapitels finden Sie „Fragen zur Selbstreflexion“, die Sie selbst beantworten können. Schreiben Sie ruhig direkt ins Buch hinein – so können Sie es auch in Zukunft (sollte der Stress wieder einmal überhand nehmen) als persönliches Nachschlagewerk nutzen. Ich wünsche Ihnen, dass Sie mit diesem Praxisbuch dem Stress das Handwerk legen und neue Wege zu mehr Freude und Lebensqualität finden.

Ich möchte das Buch den vielen Landwirten widmen, die über die Andreas Hermes Akademie Seminare im Bereich Persönlichkeitsentwicklung gebucht haben. Ob aus Deutschland, der Schweiz oder Österreich – danke an euch alle, die ich im Laufe der Jahre in Seminaren oder in Coachings begleiten durfte. Mein besonderer Dank gilt Euch, liebe Landwirte, die mit mir auf meine Lieblingsinsel nach Mallorca gekommen sind und sich eine Auszeit vom Alltag gegönnt haben. Wir hatten viele unvergessliche Stunden, teilweise schon „magische Momente“ – danke für Eure Offenheit und Euer Vertrauen

Birgit Arnsmann
Im Spätsommer 2016

Einführung: Die Geschichte von Landwirt Hannes

Landwirt Hannes ist Mitte 40 und seit 21 Jahren glücklich mit seiner Frau Sabine (Name frei erfunden) verheiratet. Seine Eltern leben mit auf dem Hof. Hannes und Sabine haben drei Kinder: Sabine (Name frei erfunden) arbeitet bei einer Versicherung, Charlotte (Name frei erfunden) ist in der Altenpflege und Michael (Name frei erfunden) hat nach seiner Ausbildung als landwirtschaftlicher Meister schon angedeutet, dass er den Betrieb einmal übernehmen will. Der Ackerbaubetrieb mit zusätzlich 240 Milchkühen läuft gut.

Zur Landwirtschaft gehört viel Leidenschaft. Lernen Sie, Ihren Beruf wieder zu genießen!

Hannes liebt seine Arbeit und findet Rückhalt in seiner Familie. Er lebt für die Landwirtschaft. Das gemeinsame Arbeiten auf dem Hof ist ihm wichtig. Auch wenn der Druck von außen wächst, sagt er immer: Wir als Familie halten zusammen. Fragt man Landwirt Hannes, warum er in der Landwirtschaft arbeitet, fällt das Wort Herzblut.

Er hat es einmal so zusammengefasst:

- Landwirtschaft
- Acker, Tiere
- säen – pflegen – ernten
- viel Arbeit, wenig Freizeit
- Herzblut

Herzblut – das ist es also, was Landwirt Hannes jeden Morgen die „Bettdecke wegschmeißen lässt". Herzblut ist seine Motivation.

Und doch beschäftigen ihn seit längerer Zeit mehrere Fragen:

- War es das? Nur arbeiten?
- Wie gehe ich persönlich mit dem wachsenden Druck von allen Seiten um? Wie reduziere ich meinen Stress?
- Was gibt es neben dem beruflichen Erfolg noch?
- Wie gewinne ich an Lebensqualität?
- Was lässt mich entspannter und gelassener sein?

Landwirt Hannes hatte vor einem Jahr eine Einladung zu einer Abendveranstaltung der Landwirtschaftskammer zum Thema „Gesund mit Krisen umgehen“ erhalten. Er zögerte, doch seine Frau Sabine wollte unbedingt teilnehmen. Hannes hätte sich zu dem Zeitpunkt lieber einen Vortrag zum Thema „Erfolgreiche Betriebsführung“ angehört, obwohl er schon seit einiger Zeit auch für nicht betriebliche Themen offen ist. Denn auch er spürte die Folgen der Krise mittlerweile am eigenen Körper: Rückenschmerzen, Schlaflosigkeit und Gedankenkreisel waren keine Seltenheit mehr.

Der Tag der Abendveranstaltung war gekommen und der Vortrag erwies sich als sehr informativ. Hannes war in der Veranstaltung zurückhaltend, schrieb sich jedoch das Gehörte stichpunktartig auf, um es zu Hause nochmal nachzulesen. Sabine sagte, an seinem Gesichtsausdruck hätte sie bemerkt, dass das Thema „Gesund mit Krisen umgehen“ auch für ihn wichtig war.

Nach dem Vortrag blieben bei Hannes viele Fragen zu den Themen Entspannung und Lebensqualität offen. Über diese Fragen wollte er bei Gelegenheit mit seinem Berufskollegen und Freund Karl (Name frei erfunden) sprechen. Karls Meinung interessierte ihn. Und vielleicht hatte Karl ja auch ein paar brauchbare Tipps parat.

Eine Woche später nahm Hannes seinen Mut zusammen (Männer reden ja eigentlich nicht so gerne über solche Sachen) und erzählte Karl bei einem gemeinsamen Bier, welche Fragen zum Themen Lebensqualität und Entspannung ihm gerade durch den Kopf gingen. Karl antwortete mit blankem Entsetzen und Sätze wie: „Na, du hast ja Probleme, Hannes! Guck' dir mal die Milchpreise an – die Schweinepreise sind auch im Keller, wir haben Stress ohne Ende – und da fragst du dich, wie du dich entspannen und mehr Lebensqualität kriegen kannst? Also echt, Hannes..."

Hannes war ob Karls Reaktion erstaunt und verblüfft. Sie kannten sich nun schon seit 20 Jahren und haben betrieblich viel zusammen erreicht. Waren diese Fragen tatsächlich so abwegig? Hannes überlegte kurz und fragte sich, ob Karl wohl noch nie über diese Dinge nachgedacht hatte – oder vielleicht schon, aber nur heimlich? Er fragte sich weiter, wie man denn die eigenen Gedanken so verändern könnte, dass man von Zufriedenheit, einem Leben in Balance oder sogar vom Weg zum Lebensglück sprechen kann.

Vertrauen Sie sich Freunden an, wenn Sie möchten. Sie regen sie garantiert zum Nachdenken an.

Karls Antworten spornten Hannes an – er wollte sich auf diesen Weg machen – auf seinen Weg zum Lebensglück. Nur wie?

Einige Wochen später besuchte Hannes einen weiteren Vortrag der Landwirtschaftskammer zum Thema „Stress vermindern – Lebensqualität erhöhen". Diesmal sogar alleine. Dort traf er eine Frau, die viel mit Menschen arbeitet, diese berät und begleitet – auf dem Weg zum eigenen Lebensglück. Einen Persönlichkeitscoach. Irene ist ihr Name.

Irene erwies sich als lebenslustige, tatkräftige, neugierige und fröhliche Person. Zudem stellte sie Hannes genau die richtigen Fragen – Fragen, die nach den Ursachen von persönlichem Stress suchen.

Hannes schilderte Irene seine Sorgen und Probleme und erzählte ihr, welche Fragen ihn umtrieben. Irene antwortete Hannes, sie könne ihn beraten bzw.

„coachen", ihn auf seiner persönlichen „Coachingreise" begleiten und ihm helfen, Antworten auf seine offenen Fragen zu finden.

Ziele dieser persönlichen Coachingreise seien,

- einen gesunden Umgang mit chronischem Stress zu finden
- mit Achtsamkeit und Gelassenheit Stress zu reduzieren
- Kraft und innere Stärke als Grundstein für neue, herausfordernde Situationen zu gewinnen
- die Grenzen der eigenen Belastbarkeit zu erkennen und
- den Fokus auf das Machbare zu legen

Nebst Informationen zum Thema „Gesunder Umgang mit Stress" würde sie Hannes, so erläuterte Irene weiter, eine Reihe persönlicher Fragen stellen, die ihm Klarheit und neue Impulse geben würden.

Hannes entschied sich schließlich, zu dieser persönlichen Coachingreise aufzubrechen. Er erhoffte sich davon, seine beruflichen Belastungen zu erkennen und zu lernen, besser mit Stress umzugehen.

Und da Sie, liebe Leserin, lieber Leser, dieses Buch in Ihren Händen halten, haben Sie sich vermutlich auch schon ähnliche Fragen wie Hannes gestellt. Lassen Sie uns nun gemeinsam mit Hannes auf Ihre persönliche Coachingreise gehen und dem Stress das Handwerk legen. Willkommen an Bord!

Teil 1: Stress und Burnout verstehen und erkennen

Das Lebensbalance-Modell

„En balance" zu sein ist eine Lebensaufgabe. Seien Sie geduldig mit sich selbst!

Das Lebensbalance-Modell wurde von dem Arzt und Begründer der Positiven Psychotherapie Nossrath Peseschkian (1933–2010) entwickelt. Es berücksichtigt u. a. Gedankengut der so genannten Salutogenese. Das Wort „Salutogenese" setzt sich aus dem lateinischen salus für Gesundheit und Wohlbefinden sowie dem griechischen genesis für Geburt, Ursprung und Entstehung zusammen. Salutogenese beschäftigt sich demnach mit der Frage, wie Gesundheit entsteht.

Der israelisch-amerikanische Medizinsoziologe Aaron Antonovsky (1923–1994) prägte den Begriff der Salutogenese in den 1970er Jahren. Er verstand Salutogenese als komplementär zur Pathogenese, die zum Inhalt hat, warum Menschen krank werden bzw. wie Krankheit verhindert oder in Gesundheit umgewandelt werden kann.

Das Lebensbalance-Modell macht deutlich, dass wir dann zufrieden und langfristig belastbar sind, wenn die folgenden vier Bereiche „gut ausbalanciert" sind:

1. Arbeit und Leistung
- ein für uns persönlich stimmiger Beruf
- interessante Tätigkeiten und Aufgaben
- Erfolg (Ansehen, Anerkennung und Geld, Absicherung, Wohlstand, Vermögen)
- eine persönliche Karriere, die uns zufrieden macht

2. Beziehungen und Kontakte

- unsere Familie (Herkunftsfamilie/eigene Familie)
- Freunde, Bekannte, Nachbarn, Vereinskollegen usw.
- alle Menschen, denen wir Freude und Zuwendung schenken – oder von denen wir Freude und Zuwendung erhalten

3. Körper und Gesundheit

- alle Themen rund um körperliche und geistige Fitness
- Ernährung und Lebenserwartung
- Entspannung und Erholung
- Sport und Fitness

4. Sinn- und Zukunftsfragen

- alle Fragen rund um die eigene Perspektive
- persönliche Ziele und Werte
- Was ist mir wirklich wichtig? Was liegt mir am Herzen?
- Fragen nach dem Sinn des Lebens
- Fragen nach Selbstverwirklichung, persönlicher Weiterentwicklung, Religion, Philosophie, Erfüllung, Liebe, Beruf als Berufung usw.

Was für Sie „gut ausbalanciert" heißt, hängt von Ihrer Persönlichkeit, Ihrer individuellen Lebenssituation, Ihren Wertvorstellungen und auch von Ihrem Alter ab. Stehen Sie beispielsweise am Anfang Ihres Arbeitslebens, werden Sie vermutlich dem Bereich Arbeit und Leistung größere Bedeutung zumessen, als dies vielleicht eine junge Mutter oder ein Rentner im Ruhestand tun würde. Ziel des Lebensbalance-Modells ist es also nicht, die persönliche Zeit und Energie exakt zu gleichen Teilen auf die vier Bereiche zu verteilen – sondern die Gewichtung den eigenen langfristigen Zielen und der individuellen Lebensplanung anzupassen.

Viele Menschen sind nicht wirklich zufrieden, obwohl sie beruflich erfolgreich sind. Oder sie sind unzufrieden, weil sie sich noch nicht erfolgreich genug fühlen. Andere Menschen wiederum sind im Großen und Ganzen so weit zufrieden mit ihrem Leben – haben aber das Gefühl, „dass da noch was fehlt ..." Wiederum andere verspüren ganz konkret den Wunsch nach mehr Zeit fürs Privatleben, für Sport oder Freunde und Familie. Aus dieser Disbalance entsteht nicht nur Unzufriedenheit. Langfristig sinken dadurch auch die persönliche Belastbarkeit, Motivation und Effizienz – und der Stresspegel steigt.

Daher ist es wichtig, sich seiner Werte bewusst zu werden, und sich diese immer wieder vor Augen zu führen. Denn das Angebot unterschiedlicher Werte, die für unser Leben richtungweisend sein können, ist groß.

Ein großes Angebot an Werten

Gesundheit, glückliches Familienleben, Wohlbefinden, soziales Engagement, Sinnvolles tun, Überzeugungen, Abenteuer, Abwechslung, Anerkennung, Ästhetik, Authentizität, Ausgeglichenheit, Autorität, Image, Begeisterung, Berühmtheit, Bewegung, Charisma, Dabeisein, Distanz, Disziplin, Effektivität, Ehrlichkeit, Eigen-Verantwortung, Einfluss, Macht, Entschlossenheit, Entwicklung, Fairness, Ethik, beruflicher Erfolg, Fleiß, Flexibilität, Freiheit, Freundschaften, Geborgenheit, Genügsamkeit, Gemeinschaft, Genuss, Gerechtigkeit, Gleichberechtigung, Harmonie, Herausforderung, Hingabe, Hilfsbereitschaft, Humor, Individualität, Intuition, Spiritualität, Karriere, Kompetenz, Kontrolle, Kooperation, Kultiviertheit, Niveau, Kunst, Lebensfreude, Lebenskraft, Liebe, Loyalität, Mitgefühl, Mut, Natur, Neugierde, Objektivität, Optimismus, Ordnung, Partnerschaft, persönliche Entwicklung, Persönlichkeit, Politik, Pünktlichkeit, Reichtum, Religion, Respekt, Romantik, Ruhe, Schönheit, Selbstachtung, Selbstbewusstsein, Selbstverwirklichung, Sicherheit, Sinnsuche, Solidarität, Spannung, Sparsamkeit, Spaß, Spontaneität, Sport, Stärke, Status, Toleranz, Unabhängigkeit, Vertrauen, Vielfalt, Wettbewerb, Weisheit, Wohlstand, Zärtlichkeit, Zeitfreiheit, Zielbewusstsein, Zufriedenheit, Zurückgezogenheit, Zuverlässigkeit, Offenheit, schönes Zuhause, gute/r Mutter/Vater sein, Seelenfrieden, Politik, intellektuelles Wachstum, Wissen, Glaubwürdigkeit, finanzielle Freiheit, Kindererziehung, ethisches Handeln, ökologische Lebensweise...

Fragen zur Selbstreflexion

Welche fünf Werte sind Ihnen am wichtigsten?
Ihre Antwort:

___

Stress – Versuch einer Definition

„Stress ist unser ständiger Begleiter, so lange wir leben. Er sitzt mit uns am Tisch, er geht mit uns schlafen. Manchmal geht uns seine Anhänglichkeit auf die Nerven; dennoch verdanken wir ihm jeden persönlichen Fortschritt und erreichen durch ihn immer höhere Stufen geistiger und körperlicher Weiterentwicklung. Er ist die Würze des Lebens."

Prof. Dr. Hans Selye (1907–1982)

Stress ist ein Spannungszustand, der entsteht, wenn wir uns einer neuen oder schwierigen Situation gegenübersehen und glauben, die Situation nicht bewältigen zu können – oder wenn etwas Unerwartetes passiert, das uns „aus der Bahn wirft". Stress entsteht dann, wenn wir das Gefühl haben, ein Ereignis nicht kontrollieren zu können und es als Bedrohung wahrnehmen – oder in den Worten von Hans Selye: „Entscheidend ist nicht, was mit jemandem geschieht, sondern wie er es aufnimmt."

Stress ist eine Reaktion des gesamten Organismus und wird durch eine Vielzahl an Faktoren beeinflusst, u. a. durch die aktuelle Belastbarkeit eines Menschen, durch seine individuellen Erfahrungen und Motive sowie durch seine persönlichkeitsspezifischen Denk- und Verhaltensmuster in Bezug auf Stressoren.

Als Stressoren (auch: Stressfaktoren) werden alle inneren und äußeren Reize bezeichnet, die Stress verursachen und dadurch das betroffene Individuum zu einer Reaktion der aktiven Anpassung veranlassen. Der Organismus interpretiert die auf ihn einwirkenden Reize und ihre Auswirkungen für die jeweilige Situation und bewertet sie entweder positiv oder negativ. Stress gilt als eine der häufigsten Krankheiten der Gegenwart.

Viele Menschen kennen aus eigener Erfahrung Situationen, in denen sie sich betrieblich oder privat überfordert fühlen und sie sich gereizt, hektisch oder nervös verhalten. Das Gleichgewicht zwischen An- und Entspannung, Aktivität und Ruhe, Stress und Erholung ist gestört und entspricht nicht mehr dem naturgegebenen Harmonieprinzip. Aus der Natur kennen Sie auch die vier Jahreszeiten, die Ruhephasen vorgesehen haben – im eigenen Leben kommen diese oft zu kurz.

Das naturgegebene Harmonieprinzip

In der Natur begegnen uns viele rätselhafte Strukturen. Ebenmäßige Formen und Regelmäßigkeiten entdecken wir selbst dort, wo wir sie nicht erwarten: Säulen, die wie gemeißelte Sechsecke in die Höhe ragen. Riesige Dünen, wie mit dem Kamm gezogen. Perfekte Kristalle, groß wie ein Mehrfamilienhaus. Auch das Geschehen am Himmel, das Werden und Vergehen der Sterne, scheint nach ewigen Gesetzmäßigkeiten abzulaufen. Gibt es Harmonie im universellen Maßstab? Die Natur strebt nach Vollkommenheit, nach Harmonie.

Ursprünglich kommt der Begriff Stress aus dem Englischen, speziell aus der Materialprüfung. Hier bedeutete Stress die Anspannung und Verzerrung von Metallen oder Glas. In der Medizin und Psychologie wurde der Begriff 1950 von dem „Urvater der Stressforschung" Prof. Dr. Hans Selye erstmals auf die Menschen übertragen. Stress bezeichnet in diesem Zusammenhang die körperlichen und psychischen Antworten des Organismus auf Belastungen.

Die „richtige“ Dosis Stress

Stress ist nicht per se schlecht – im Gegenteil. In der richtigen Dosis beeinflusst Stress Ihre Leistung und Ihr Wohlbefinden positiv. Dagegen kommt es sowohl bei zu viel als auch bei zu wenig Stress zu einem Leistungsabfall – und zu schlechten Gefühlen. Woran können Sie nun feststellen, in welchem Stressbereich Sie sich befinden? Sind Sie überfordert, unterfordert oder ist das Stresslevel gerade richtig?

Anzeichen für Unterforderung

- Sie fühlen sich häufig unwohl
- Sie fühlen sich gelangweilt und wenig motiviert
- Ihre Leistung ist schlecht
- Sie haben das Gefühl, Ihre Erfahrungen nicht einbringen zu können
- Sie machen Flüchtigkeitsfehler
- Sie arbeiten langsam
- Ihre Gedanken schweifen häufig ab

Im Bereich der mittleren Stressdosis

- fühlen Sie sich wohl
- machen Arbeit und Freizeit Spaß
- sind Arbeit und Freizeit in Balance
- wird Stress als Herausforderung gesehen
- fühlen Sie sich energiegeladen und
- zeigen Sie gute Arbeitsergebnisse

Anzeichen für Überforderung

- Sie zeigen zunehmende Stressreaktionen (z. B. Unentschiedenheit, Rückzug/Flucht, emotionales Klagen, Selbstmidtleid, Vorwürfe und Beschuldigungen)
- Sie agieren planlos und fühlen sich resigniert
- Ihre Leistung sinkt,Fehler häufen sich
- Sie sind häufiger krank als sonst

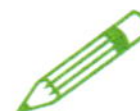

Fragen zur Selbstreflexion

Bewerten Sie bitte Ihre Stressdosis jetzt, in diesem Moment. In welchem Bereich stehen Sie? Fühlen Sie sich überfordert, unterfordert oder denken Sie, dass Sie sich im mittleren Stressbereich befinden?

Ihre Antwort:

Nicht alle Menschen sind im gleichen Maße belastbar. Dieselbe objektive Situation ruft somit bei verschiedenen Menschen ganz unterschiedliche Reaktionen hervor. Ein Ereignis, welches den einen anspornt und zu Top-Leistungen motiviert, kann für den anderen völlig überfordernd und deprimierend wirken. Wie belastbar jemand ist, hängt von verschiedenen Faktoren ab.

Generell wird Belastbarkeit geformt durch

- persönliche Prägungen
- Lebenserfahrung
- Einstellungen
- Persönlichkeit
- Fähigkeiten und Fertigkeiten
- eigene Erwartungen sowie
- Bewältigungsstrategien

Stress ist daher eine sehr individuelle Angelegenheit – und oft hausgemacht!

Menschen zeigen nicht nur unterschiedliche Stressreaktionen, sie bewerten diese auch verschieden: Während der eine eher neutral feststellt, dass er nun wohl gestresst ist, reagiert der andere emotional, regt sich auf und steigert sich weiter in die Situation hinein. Allgemein gilt: Wer sich einer Situation hilflos ausgeliefert fühlt, zeigt eine hohe Stressreaktion.

Was Stress auslöst

Wenn Landwirt Hannes mal fünf Minuten Ruhe hat, dann merkt er, dass er sich in letzter Zeit oft überfordert hat und weit über seine Grenzen gegangen ist: Er arbeitete ohne Pausen, schlief zu wenig und achtete nicht auf seine körperliche Gesundheit. Er erkennt bei sich Stresssymptome wie z. B. Schmerzen im Rücken. Aber auch der Zeit- und Erfolgsdruck machen ihm zu schaffen.

Stressoren

Als Stressoren werden alle inneren und äußeren Anforderungen bezeichnet, die Stress verursachen. Der Organismus teilt die auf ihn einwirkenden Reize in positive und negative ein. Alles, was nützlich, angenehm oder befriedigend wirkt, wird positiv bewertet, alles, was unangenehm, bedrohlich oder überfordernd erscheint, als negativ. Die Bewertung der Stressoren ist abhängig von den persönlichen Erfahrungen, der Konstitution und der Verfügbarkeit von Bewältigungsstrategien.

Landwirt Hannes weiß, dass Stress durch unterschiedliche Reize – so genannte Stressoren – ausgelöst werden kann. Wie sich in den letzten Jahren gezeigt hat, nehmen psychosoziale Stressoren massiv zu.

Psychosoziale Stressoren entstehen durch unzulängliche Arbeitsgestaltung und -organisation, mangelndes Arbeitsmanagement sowie durch einen ungünstigen sozialen Kontext der Arbeit; sie können sich psychisch, körperlich und sozial negativ auswirken und u. a. zu arbeitsbedingtem Stress, Burnout und Depression führen. Arbeitsbedingungen, die psychosoziale Risiken fördern, sind zum Beispiel:

- übermäßige Arbeitslast
- widersprüchliche Anforderungen und unklare Abgrenzung der Zuständigkeiten
- schlechte Kommunikation

Wer sich täglich mit Druck, Ärgernissen und schlechter Stimmung konfrontiert sieht, leidet schnell unter chronischem Stress. Gerade in Krisenzeiten sind Stressoren wie Unsicherheit und Ungewissheit große Belastungen. Daher ist es wichtig, persönliche Belastungssituationen aufzuspüren, denn so kann man gezielt den eigenen Stressoren begegnen. Beispiele für Situationen, die Menschen als belastend erleben, sind:

- Termindruck, Zeitnot und Hetze
- Konflikte mit Kollegen und Mitarbeitern
- Ärger mit Vorgesetzten und/oder Kollegen
- Ärger mit Kunden und/oder im Publikumsverkehr
- Schwierigkeiten mit administrativen Anfordernungen („Papierkram“)
- vielfältige Ablenkungen (z. B. durch Anrufe, Kunden, Mails)
- ungerechtfertigte Kritik an der eigenen Person
- neue Aufgaben, größere Verantwortung
- steigendes Arbeitsvolumen nach Mitarbeiterkündigungen
- Krankheit
- Informationsüberflutung
- ständige Störquellen (z. B. Telefonklingeln)
- Lärm
- Autofahrt/Stau
- Termindruck am Morgen
- Verhaltensauffälligkeiten und/oder Schulprobleme der Kinder
- Krankheiten und Pflegefälle in der Familie
- Konflikte in der Partnerschaft
- finanzielle Sorgen
- Schlafprobleme

Im Detail unterscheiden wir die folgenden fünf Stressoren:

1. Stressoren der Arbeitsumgebung

- Sinnesüberreizung
- Mangelreizung z. B. durch triste Umgebung, Eintönigkeit und Routinetätigkeiten
- Lärm und störende Geräusche
- Kälte und Hitze
- Dunkelheit und unangepasste Lichtverhältnisse
- räumliche Enge und Bewegungseinschränkungen

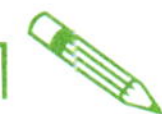

Fragen zur Selbstreflexion

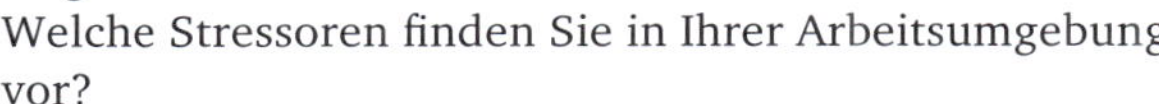

Welche Stressoren finden Sie in Ihrer Arbeitsumgebung vor?

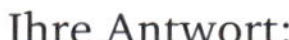

Ihre Antwort:

2. Stressoren in der Kommunikation

- Konflikte innerhalb der Familie
- Konflikte mit Kollegen und Geschäftspartnern
- Kritik
- Mobbing
- Unfreundlichkeit
- Ärger
- Mangel an Lob und Anerkennung

Fragen zur Selbstreflexion

Welche Stressoren wirken auf Sie persönlich ein, wenn Sie mit anderen Menschen kommunizieren?

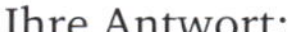

Ihre Antwort:

3. Körperliche Stressoren

- Schlafmangel, Müdigkeit
- Krankheit
- Schmerzen
- Drogeneinwirkung (Nikotin, Koffein...)
- Nahrungsmangel oder -überfluss
- Flüssigkeitsmangel

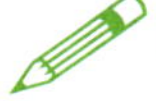

Fragen zur Selbstreflexion

Welche körperlichen Stressoren nehmen Sie bei sich wahr?

Ihre Antwort:

---

4. Genetische Disposition

- Geringe Widerstandskraft
- Geringe Belastbarkeit

Fragen zur Selbstreflexion

Welche genetisch bedingten Stressoren sind für Sie relevant?

Ihre Antwort:

---

5. Psychische Stressoren

- Leistungsdruck
- Hohe Ansprüche
- Zielkonflikte
- Einstellungen und Überzeugungen

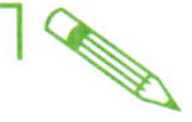

Fragen zur Selbstreflexion
Welche psychisch bedingten Stressoren sind für Sie wichtig?

Ihre Antwort:

Geschichte zum Thema Stressoren

Wie man in den Wald hineinruft...
Vor den Toren der Stadt saß einmal ein alter Mann. Jeder, der in die Stadt wollte, kam an ihm vorbei.
Ein Fremder hielt an und fragte den Alten: „Sag, wie sind die Menschen hier in der Stadt?“
„Wie waren sie denn dort, wo Ihr zuletzt gewesen seid?“, fragte der Alte zurück.
„Wunderbar. Ich habe mich dort sehr wohl gefühlt. Sie waren freundlich, großzügig und stets hilfsbereit.“
„So etwa werden sie auch hier sein.“
Dann kam ein anderer Fremder zu dem alten Mann.
Auch er fragte: „Sag mir doch Alter, wie sind die Menschen hier in der Stadt?“
„Wie waren sie denn dort, wo Ihr zuletzt gewesen seid?“, lautete die Gegenfrage.
„Schrecklich. Sie waren gemein, unfreundlich, keiner half dem anderen.“
„So, fürchte ich, werden sie auch hier sein.“

(Verfasser unbekannt)

Welcher Verhaltenstyp sind Sie?

Landwirt Hannes fragt sich, wie es kommt, dass er in Konfliktsituationen mit Sabine und seinem Freund Karl so unterschiedlich reagiert. Und dann wiederum anders bei Auseinandersetzungen mit seinen Eltern. Wie kommt das zustande?

Unter Verhalten versteht man die Reaktionen eines Menschen auf bewusste und unbewusste äußere Reize (Menschen/Situationen). Das Verhalten ist von persönlichen Erfahrungen und Überzeugungen geprägt. Es ist das äußere Abbild der inneren Einstellung.

Verhalten ist

- *situationsbezogen*
- *sichtbar*
- *beobachtbar*
- *flexibel und*
- *veränderbar*

Nach dem persolog-Verhaltensmodell® unterscheidet man vier Verhaltenstendenzen, die bei jedem Menschen situationsbezogen sichtbar werden. Sie werden als

- dominant
- initiativ
- stetig und
- gewissenhaft

bezeichnet

Dominant

Der dominante Verhaltenstyp ist durchsetzungsfähig, ergebnisorientiert, risikobereit, entscheidungsfreudig, konsequent und direkt. Er tritt meist etwas autoritär auf und übernimmt gerne das Kommando.

Stärken	Ergebnisorientiert, durchsetzungsfähig, direkt, bestimmend
Ziel	das Umfeld formen; Widerstände überwinden, um Ergebnisse zu erzielen
Grundangst	bezwungen zu werden
Grundbedürfnis	Wettbewerb
Motivation	die Möglichkeit erhalten, Ziele zu erreichen, sich zu behaupten und die Dinge voranzutreiben

Initiativ

Der initiative Verhaltenstyp ist kommunikativ, knüpft gerne Kontakte und unterhält andere Menschen. Er kann andere mitreißen und begeistern und zeichnet sich durch Optimismus und Vielseitigkeit aus.

Stärken	Motivierend, begeisterungsfähig, spontan, kreativ
Ziel	das Umfeld formen; andere einbinden, um Ergebnisse zu erzielen
Grundangst	benachteiligt zu werden
Grundbedürfnis	Abwechslung
Motivation	die Möglichkeit erhalten, Spaß zu haben, verschiedene Dinge parallel zu tun und mit Menschen umzugehen

Stetig

Der stetige Verhaltenstyp ist hilfsbereit, loyal-konservativ, beständig und geduldig. Er schreckt vor schnellen Veränderungen zurück.

Stärken	Teamplayer, loyal, belastbar, harmoniebedürftig
Ziel	mit anderen zusammenarbeiten, um Ergebnisse zu erzielen
Grundangst	allein gelassen zu werden
Grundbedürfnis	Sicherheit
Motivation	die Möglichkeit erhalten, Menschen zu unterstützen sowie die eigene Position und Funktion sicher auszufüllen

Gewissenhaft

Der gewissenhafte Verhaltenstyp ist qualitätsbewusst und strebt nach Perfektion. Er hinterfragt kritisch, analysiert und konzentriert sich auf Fakten. Er akzeptiert vordefinierte Arbeitsabläufe, wenn diese hochwertige Ergebnisse gewährleisten.

Stärken	genau, strukturiert, diszipliniert, kritisch
Ziel	mit anderen über mögliche Konsequenzen sprechen, um Ergebnisse zu erzielen
Grundangst	Fehler zu machen
Grundbedürfnis	Qualität sichern
Motivation	die Möglichkeit erhalten, Strukturen zu schaffen, Fehler zu beseitigen sowie Pläne und Abläufe sicherzustellen

Diese vier beschriebenen Verhaltenstypen sind bei jedem Menschen unterschiedlich stark vertreten und prägen sein Verhalten in beruflichen und privaten Situationen. Es hilft zu wissen, wie Ihre eigene, ganz persönliche „Verhaltenstypen-Mischung" aussieht. Denn wer sich selbst besser einschätzen kann, weiß auch mit seinem Gegenüber sicherer umzugehen, gewinnt an Toleranz, wird erfolgreicher kommunizieren und mehr Freude bei der Zusammenarbeit im Beruf erleben. Außerdem: Wer sich selbst besser einschätzen kann, weiß auch, wie er auf unerwartete Situationen, auf Druck, kurz: auf Stressoren reagieren wird.

Beachten Sie: Keine Verhaltenstendenz ist an sich gut, schlecht oder besser als die andere – sie ist nur anders. Und das ist gut so.

Fragen zur Selbstreflexion

Welche Verhaltenstendenzen sind bei Ihnen am stärksten ausgeprägt?

Ihre Antwort:

Woran machen Sie das fest? Wie beschreiben Sie sich selbst?

Ihre Antwort:

Welche Stärken können Sie in Ihrem Verhalten erkennen?

Ihre Antwort:

Welche Schwächen können Sie in Ihrem Verhalten erkennen?

Ihre Antwort:

Was möchten Sie an Ihrem Verhalten ändern?

Ihre Antwort:

Welches Verhalten stört Sie bei anderen Menschen am meisten?

Ihre Antwort:

Wie können Sie Toleranz üben und Ihr Verhalten so ändern, dass Sie selber weniger Stress empfinden?

Ihre Antwort:

Innere Landkarten

Vielleicht haben Sie schon einmal von „inneren Landkarten" gehört. Aber was genau bedeutet der Begriff?

Das Konzept der „inneren Landkarten" verbindet Erkenntnisse aus den Kommunikationswissenschaften und der Psychologie. Innere Landkarten lassen Rückschlüsse auf die Persönlichkeitsstruktur eines Menschen zu. Vereinfacht gesagt, geht es dabei um Folgendes: Jeder Mensch hat bewusst und unbewusst gelernt, seine Umwelt auf eine ganz spezifische Art und Weise zu betrachten. Er nutzt dazu individuelle „Warhnehmungsfilter", mit deren Hilfe er aus der Fülle der auf ihn ständig einprasselnden Eindrücke die für ihn wichtigen „herauspickt" und diese ordnet bzw. strukturiert. Das Ergebnis dieses Filterungsprozesses sind mentale Landkarten, welche die Umwelt eines Menschen so abbilden, wie er – und nur er – sie wahrnimmt. Auf diese inneren Landkarten kann man in jeder Situation zugreifen, was uns Sicherheit verleiht.

Viele individuelle Erfahrungen prägen unsere Persönlichkeiten.

Man unterscheidet vier verschiedene Wahrnehmungsfilter.

1. Neurobiologische Wahrnehmungsfilter
Neurobiologische Wahrnehmungsfilter richten sich nach den körperlichen Möglichkeiten eines Menschen. Jemand mit einem hervorragenden Sehsinn und einem stark ausgeprägten visuellen Vorstellungsvermögen wird ein anderes Verständnis von der Welt haben als jemand, der z. B. blind geboren wurde.

2. Kulturell-soziale Wahrnehmungsfilter
Kulturell-soziale Wahrnehmungsfilter werden geprägt durch die Kultur, in der ein Mensch lebt, die Erziehung, die ihn geformt hat, und die Sprache, die er spricht. Jemand, der aus einem so genannten Entwicklungsland

stammt, denkt anders über die Welt als jemand, der in Mitteleuropa groß geworden ist.

3. Individuell-persönliche Wahrnehmungsfilter
Individuell-persönliche Wahrnehmungsfilter beruhen auf den Erfahrungen, die ein Mensch im Verlauf seines Lebens gewonnen hat, seinen Werten, Einstellungen und Glaubenssätzen sowie auf seiner aktuellen persönlichen Verfassung. Ein Mensch mit einer positiven Grundeinstellung sieht die Welt mit anderen Augen als jemand, der eher pessimistisch veranlagt ist.

4. Fokussiert-zielgerichtete Wahrnehmungsfilter
Fokussiert-zielgerichtete Wahrnehmungsfilter folgen den Zielen und Interessen eines Menschen und/oder der Entscheidung für oder gegen eine bestimmte Sache oder Person.

Die inneren Landkarten sind für Menschen oft schwer zu verstehen. Sie sind auf den ersten Blick – beim ersten Nachdenken über sich selbst, bei der ersten Begegnung mit einem anderen Menschen – weder greif- noch sichtbar. Man ist vielleicht irritiert und fragt sich: Warum verhält der oder diejenige sich so?

Ein Bild mag dies veranschaulichen: Bei einem Eisberg ist nur die Spitze sichtbar, der überwiegende Teil bleibt jedoch unter der Wasseroberfläche verborgen. Genauso verhält es sich auch bei uns Menschen: Das sichtbare Verhalten – das Wie – ist gut zu erkennen. Die Gefühle hingegen, die inneren Antriebe, das Warum – das heißt: die inneren Landkarten – bleiben unsichtbar.

Wer „innere Landkarten“ verstehen und lesen lernen möchte, sollte gemeinsam mit einem Experten die eigene Biografie analysieren und den verschlungenen Weg zum Warum entdecken.

Diese Gedanken erzeugen Stress

Haben Sie auch manchmal das Gefühl, dass Sie sich Ihren Stress selbst erzeugen? Negative Gedanken gehen Ihnen durch den Kopf, werden mehr und verselbstständigen sich zu einem Gedankenstrudel, der Sie hinunterzieht.

Beispiele für stresserzeugende Gedanken

- Starke Menschen brauchen keine Hilfe
- Ich bin vom Pech verfolgt
- Ich werde es nie schaffen, mich zu ändern
- Es gibt nichts Schlimmeres, als Fehler zu machen
- Ich darf niemandem wehtun
- Je weniger ich offen von mir zeige, desto besser
- Die anderen sind besser dran als ich
- Es ist wichtig, immer Recht zu haben
- Wenn man Problemen und unangenehmen Situationen aus dem Weg geht, verschwinden sie mit der Zeit von selbst
- Ich bin für alles verantwortlich
- Man kann sich auf niemanden verlassen
- Die anderen sind besser, schöner, stärker als ich
- Es ist wichtig, dass ich immer die volle Kontrolle über alles habe
- Ich bin an allem schuld

Fragen zur Selbstreflexion

Welche stresserzeugenden Gedanken kennen Sie?

Ihre Antwort:

Geschichte zum Thema stresserzeugende Gedanken:
Zwei Mönche

Zwei Mönche waren auf Wanderschaft. Eines Tages kamen sie an einen Fluss. Dort stand eine junge Frau mit wunderschönen Kleidern. Offenbar wollte sie über den Fluss, doch da das Wasser sehr tief war, konnte sie den Fluss nicht durchqueren, ohne ihre Kleider zu beschädigen.
Ohne zu zögern, ging einer der Mönche auf die Frau zu, hob sie auf seine Schultern und watete mit ihr durch das Wasser. Auf der anderen Flussseite setzte er sie trocken ab. Nachdem der andere Mönch auch durch den Fluss gewatet war, setzten die beiden ihre Wanderung fort.
Nach etwa einer Stunde fing der eine Mönch an, den anderen zu kritisieren: „Du weißt schon, dass das, was du getan hast, nicht richtig war, nicht wahr? Du weißt, wir dürfen keinen nahen Kontakt mit Frauen haben. Wie konntest du nur gegen diese Regel verstoßen?“
Der Mönch, der die Frau durch den Fluss getragen hatte, hörte sich die Vorwürfe des anderen ruhig an. Dann antwortete er: „Ich habe die Frau vor einer Stunde am Fluss abgesetzt – warum trägst du sie immer noch mit dir herum?“

(frei nacherzählt aus: The Wisdom of Zen Masters)

Wer seine negativen Gedanken verändern möchte, kann sich selbstkritisch die eigenen Stress erzeugenden oder verstärkenden Einstellungen und Bewertungen vor Augen führen und sie dann Schritt für Schritt verändern.

Dazu zählt, dass man Schwierigkeiten nicht als Bedrohung, sondern als Herausforderung sieht und sich des Gelungenen bewusst wird. Wer weniger feste Erwartungen an andere hat, wer akzeptiert, dass etwas ist, wie es ist, wer Negatives loslässt – der erlebt weniger Stress. Um sich in Stresssituationen auf neue Gedanken zu bringen, ist es sinnvoll, nach den positiven Seiten zu suchen, nach den Chancen, nach den Dingen, die Sie tatsächlich selbst verändern können – auch wenn das vielleicht schwerfallen mag.

Das, was sich hier so einfach liest, ist in der Praxis ein schwieriger Prozess. Es geht darum, den ersten Schritt zu machen, auf seine Gedanken zu achten und sie zu lenken. Bewährt hat sich z. B. das folgende, ernst gemeinte Gedankenspiel: Stellen Sie sich vor, Sie gehen abends wie immer ins Bett, schlafen tief ein und über Nacht passiert ein Wunder. Das Wunder bewirkt, dass Ihr Leben (Ihr Arbeitsplatz, Ihr Familienleben, Ihre Freizeit...) so ist, wie Sie es sich wünschen. Doch da Sie ja schlafen, wissen Sie nicht, dass das Wunder passiert ist. Sie wachen also am nächsten Morgen nichts ahnend auf, starten Ihre Morgenroutine und entdecken nun allmählich, dass gewisse Dinge anders sind als gestern. Woran werden Sie erkennen, dass das Wunder passiert ist? Schreiben Sie alles auf, was Ihnen einfällt – und noch viel mehr!

Beispiele für stressmindernde Gedanken

- Ich darf mir auch mal einen Fehler erlauben – das ist nur menschlich
- Aus Fehlern kann ich lernen
- Ich kann auch mal in der zweiten Reihe stehen
- Wenn ich mir meine Erfolge und Leistungen bewusst mache, macht die Arbeit mehr Spaß
- Hindernisse gehören zu einer Herausforderung
- Ich bin überwiegend für mein Glück selbst verantwortlich
- Ich lasse den Ärger nicht so nah an mich heran und konzentriere mich auf Lösungen

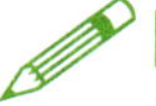

Fragen zur Selbstreflexion

Welche stressmindernden Gedanken passen zu Ihnen?

Ihre Antwort:

Um Gedanken und Einstellungen nachhaltig zu verändern, sollte man neue Sichtweisen ausprobieren.

Wie Sie zu neuen Sichtweisen finden können
Stellen Sie Ihren Perfektionismus auf den Prüfstand. Ist etwas weniger auch gut genug?

Schulen Sie Ihren Blick für das Wesentliche.

Lassen Sie alte Verletzungen und Ärger los und lernen Sie, zu vergeben.

Legen Sie falschen Stolz ab. Nehmen Sie sich nicht ganz so arg wichtig und begegnen Sie sich selbst auch mal mit Humor. Über sich selbst zu lachen, tut richtig gut!

Finden Sie das Gute im Schlechten. Besonders in Situationen, die nicht zu verändern sind, lohnt es sich, nach Chancen zu fragen. Dadurch eröffnen sich häufig neue Perspektiven auf dieselben Situationen. Fragen Sie: „Was kann ich in dieser Situation lernen?“ Oder: „Welche Aufgabe habe ich im Augenblick?“ Oder: „Inwiefern macht diese Situation Sinn?“ Solche Fragen helfen nicht nur in angespannten Phasen des Berufslebens, sondern bringen Sie ganz allgemein weiter im Leben.

Fragen zur Selbstreflexion
Welche neuen Sichtweisen möchten Sie ausprobieren?

Ihre Antwort:

Eu-Stress und Dis-Stress

Sicher haben Sie auch schon bemerkt, dass sich Stress unterschiedlich anfühlt und auswirkt. Manchmal spüren Sie, dass Stress Sie positiv antreibt. Manchmal raubt er Ihnen komplett Ihre Energie. Woran liegt das?

Vereinfacht gesagt, gibt es gibt zwei Arten von Stress:

Eu-Stress (von Euphorie)

Eu-Stress ist positiver Stress. Die Situationen und Anforderungen werden als Herausforderungen wahrgenommen, die man bewältigen kann. Man fühlt sich selbstgesteuert. Eu-Stress motiviert, belebt und setzt positive Gedanken und Gefühle frei. Er hilft Ihnen, Ihre Leistung zu steigern und Erfolg zu haben.

In der Landwirtschaft, die von Traditionen und Familie geprägt ist, ist es beispielsweise wichtig, Familienmitglieder und Mitarbeiter frühzeitig in Entscheidungen einzubinden, Ihnen Verantwortung zu übertragen und sie so mit positivem Stress zu „versorgen".

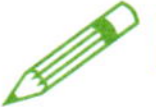

Fragen zur Selbstreflexion

Was löst bei Ihnen positiven Stress (Eu-Stress) aus?

Ihre Antwort:

Dis-Stress (von Disharmonie)

Dis-Stress ist negativer Stress. Die Situationen und Anforderungen werden als Problem gesehen, da die eigenen Ressourcen nicht auseichen, um der Situation gerecht zu werden. Man fühlt sich fremdgesteuert. Die Situation wird als negativ, unangenehm, bedrohlich oder überfordernd gewertet. Schädlich für den Körper wird Stress dann, wenn wir aufs Neue gefordert werden, bevor wir erholt sind. Dann schaltet unser Körper auf „Daueralarm". Statistiken zeigen, dass die Abwehrkräfte von Menschen unter „Dauerstress" oft nicht mehr ausreichen, sie vor Langzeitschäden zu bewahren.

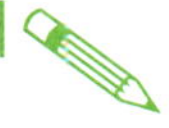

Fragen zur Selbstreflexion
Was löst bei Ihnen negativen Stress (Dis-Stress) aus?

Ihre Antwort:

Geschichte zum Thema Stress: Die volle Tasse

Es war einmal ein westlicher Professor der Philosophie. Er reiste zu einem Zen-Meister, um ihn nach Antworten und Ratschlägen zum Thema Stress zu befragen. Der Meister hörte sich schweigend all die Fragen des Mannes an.

Nach einer Weile sagte er: „Du hast eine weite Reise hinter dir und du siehst müde aus. Ich werde dir eine Tasse Tee bringen."

Während der Meister den Tee zubereitete, brannte der Professor vor Ungeduld. Er war schließlich nicht zum Teetrinken gekommen, sondern um Antworten auf alle seine Fragen zum Thema Stress zu bekommen! Wahrscheinlich war dieser Zen-Meister gar kein weiser Mann und wollte nun nur Zeit gewinnen. Sollte seine Reise gar umsonst gewesen sein? Und als er schon fast am Aufstehen war, kam der Meister mit dem Tablett, auf dem der frisch gebrühte Tee stand. So entschied der Professor, den Tee zu trinken und erst dann zu gehen.

Der Meister nahm die Kanne und begann dem Professor Tee in seine Tasse einzuschenken. Schnell war die Tasse voll und der Tee lief über den Rand und über die Untertasse.

„Halt, Sie Narr! Was tun Sie denn da? Sehen Sie denn nicht, dass die Tasse voll ist? Und dass auch die Untertasse bereits übergelaufen ist?"

Da lächelte der Meister und sprach: „Und genauso ist es mit dir. Dein Verstand ist wie diese Tasse: überfüllt mit Stress und Fragen. Selbst wenn ich dir Antworten geben würde, hätten sie gar keinen Platz mehr in deinem Kopf, denn es passt dort genauso wenig hinein wie in diese Tasse. Geh also und leere deine Tasse. Und komm wieder, wenn Platz in dir ist."

(Zen-Geschichte, umgeschrieben)

Fragen zur Selbstreflexion

In welchen Situationen empfinden Sie Stress als negativ, vielleicht sogar als krankmachend?

Ihre Antwort:

In welchen Situationen empfinden Sie Stress als positiven, motivierenden Antrieb?

Ihre Antwort:

Wie sieht Ihre Stressbalance zwischen positivem und negativem Stress in Prozent aus?

Ihre Antwort:

Wie können Sie mehr positiven Stress (Eu-Stress) bekommen?

Ihre Antwort:

Was können Sie konkret dafür tun?

Ihre Antwort:

Typische Stressreaktionen

Unter Stress setzt der menschliche Körper Prozesse in Gang, die man nicht bewusst steuern kann. Diese Prozesse gehen vom Gehirn aus. Durch Hormonausschüttung passt sich der Körper an die stressauslösende Situation an. Der Blutzuckerspiegel wird erhöht, Atmung, Herzschlag und Blutdruck steigen, Muskeln werden angespannt. Diese Reaktionen befähigen uns, in Notsituationen extreme Leistungen zu erbringen. Stress kann mit unterschiedlich starker Wirkung auf jeder der folgenden vier Ebenen Reaktionen hervorrufen, wobei sich die Wirkungen wechselseitig beeinflussen (Aufschaukelung, Teufelskreis).

1. Kognitive Ebene

Die kognitive Ebene beinhaltet alle geistiggedanklichen Vorgänge. Die Wahrnehmung engt sich auf die stressauslösenden Reize ein. Gleichzeitig treten gedankliche Bewertungen und Gedanken auf wie z. B. „Pass auf!", „Das schaffe ich nie!", „Auch das noch!" oder „Das geht schief!"

Reaktionen darauf sind:

- Leere im Kopf (Blackout)
- Konzentrationsmangel, Denkblockaden oder
- Gedankenkreisel

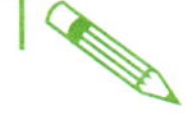

Fragen zur Selbstreflexion

Welche kognitiven Reaktionen nehmen Sie bei sich in Stresssituationen wahr? **Was denken Sie?**

Ihre Antwort:

___

2. Emotionale Ebene

Auf der emotionalen Ebene bewegen sich alle Gefühle und Befindlichkeiten. Es entstehen sehr unterschiedliche Gefühle, die aus dem Grundmuster Angriff/Aggression – Flucht/Angst oder aber Hilflosigkeit hervorgehen. Gefühle von „Gefordert-Sein", „Sich-unwohl-Fühlen", „innere Unruhe und Angst", „Ärger und Panik" bis zu Depressionen stellen sich ein.

Reaktionen darauf sind:

- Angst und Panik
- Verunsicherung
- Gereiztheit
- Schreck und Nervosität sowie
- Wut und Versagensgefühle.

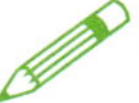

Fragen zur Selbstreflexion

Welche emotionalen Reaktionen nehmen Sie bei sich in Stresssituationen wahr? **Was fühlen Sie?**

Ihre Antwort:

---

3. Vegetativ-hormonelle Ebene

Die vegetativ-hormonelle Ebene umfasst alle Reaktionen des vegetativen Nervensystems, der Organe und Hormone. Die Stresshormone Adrenalin, Noradrenalin, Testosteron und Kortisol werden ausgeschüttet. Wenn Stress als eine akute Bedrohung gesehen wird, versetzt er den gesamten Organismus in Alarmbereitschaft.

Reaktionen darauf sind:

- **Augen**: Die Pupillen weiten sich, damit die drohende Gefahr besser erkannt wird
- **Lungen**: Die Bronchien weiten sich, die Atmung ist

beschleunigt und es wird mehr Sauerstoff aufgenommen

- **Herz**: Puls und Blutdruck steigen
- **Haare**: Die Körperhaare richten sich auf (Gänsehaut)
- **Darm- und Harnblase:** Die Verdauung setzt aus, um Energien zu sparen
- **Gehirn**: Erschöpfung und Gereiztheit können Folgen ständiger und/oder überhöhter Kortisol-Ausschüttung sein
- **Immunsystem**: Das Ausbremsen der Abwehrzellen schwächt auf Dauer das Immunsystem
- **Blutgefäße**: Ihre Elastizität lässt nach

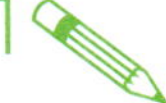

Fragen zur Selbstreflexion

Welche vegetativ-hormonellen Reaktionen nehmen Sie bei sich in Stresssituationen wahr? **Was passiert in Ihrem Körper?**

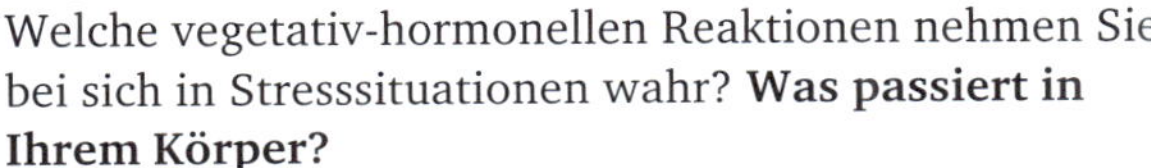

Ihre Antwort:

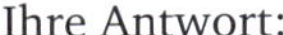

4. Muskuläre Ebene

Die muskuläre Ebene umfasst alle Reaktionen im Bereich der Skelettmuskulatur. Man ist „sprungbereit“, der Körper ist auf Flucht oder Angriff optimal eingestellt. Die eigenen Aktivierungsreaktionen können – wenn man sie frühzeitig erkennt – als Signale genutzt werden, um dem Stress entgegenzuwirken.

Reaktionen darauf sind:

- Zittern, Fußwippen und Zucken
- Rückenschmerzen und Spannungskopfschmerz sowie
- Zähneknirschen

Fragen zur Selbstreflexion
Welche muskulären Reaktionen nehmen Sie bei sich in Stresssituationen wahr? **Was passiert mit Ihren Muskeln? Fühlen Sie sich verspannt?**

Ihre Antwort:

Fliehen Sie schon oder kämpfen Sie noch?

Ertappen Sie sich auch dabei, dass Sie sich in schwierigen Situationen gerne zurückziehen und so den Auseinandersetzungen und Konfrontationen aus dem Weg gehen? Welche Funktion erfüllt die „heile Welt" des Rückzugs? Handelt es sich dabei um eine Art Schutzmechanismus?

Vor Millionen von Jahren bewahrte der Stressmechanismus unsere Vorfahren vor dem sicheren Tod. Standen sie auf der Jagd einem Säbelzahntiger oder einem Mammut gegenüber, mobilisierte ihr Körper innerhalb von Sekunden alle verfügbaren Ressourcen, damit sie handeln konnten. Es gab nur zwei Alternativen: Kampf oder Flucht.

Auch heute reagiert der Mensch in dieser Art und Weise – ganz automatisch.

Fluchttyp

Der Fluchttyp hat die Eigenschaft, Stress und Probleme mit sich selber auszumachen und sich bei Überforderung zurückzuziehen.

Der Flüchtende in Stresssituationen

- versucht neuen, stressigen Situationen auszuweichen
- denkt eher kompliziert, anstatt Dinge einfach auszuprobieren, und

- schiebt Unangenehmes auf die lange Bank und hofft, dass sich alles „von alleine löst“

Fragen zur Selbstreflexion
In welchen Situationen neigen Sie dazu, zu fliehen?

Ihre Antwort:

____

Wie äußert sich das in Ihrem Verhalten? Was tun Sie?

Ihre Antwort:

____

Kampftyp
Der Kampftyp neigt dazu, Stress und Probleme „nach außen“ zu tragen, z. B. in Form von cholerischem Verhalten und Wutausbrüchen.

Der Kämpfende in Stresssituationen
- setzt sich unter Druck, will sich beweisen
- sucht manchmal regelrecht Stresssituationen
- hat oft perfektionistische Ansprüche
- ist darauf bedacht, keine Schwächen zu zeigen, und
- ist von sich und seinen Leistungen überzeugt

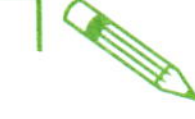

Fragen zur Selbstreflexion
In welchen Situationen neigen Sie dazu, zu kämpfen?

Ihre Antwort:

____

Wie äußert sich das in Ihrem Verhalten? Was tun Sie?

Ihre Antwort:

Die vier Stresstypen

Wenn Landwirt Hannes betrieblich so richtig unter Druck steht und seine Frau Sabine Dinge sagt wie „Die Kinder brauchen Aufmerksamkeit – der Haushalt kostet viel Zeit – die Schwiegereltern brauchen meine Unterstützung“ und Sabine vor lauter Stress weder ein noch aus weiß und sie versucht alles unter einen Hut zu bringen – mit einem Lächeln versteht sich –, dann lastet ein zusätzlicher Druck auf Hannes. Er will sich auf keinen Fall anmerken lassen, dass er mit der betrieblichen und privaten Situation überlastet ist. Geht das eigentlich jedem Menschen so? Wie gehen andere Menschen mit Stress um? Gibt es verschiedene Stresstypen und welche sind das?

1. Der Einzelkämpfer

Der Einzelkämpfer kann keine Verantwortung abgeben und glaubt, sich um alles selbst kümmern zu müssen. Er ist meistens in Eile, mischt sich an vielen Stellen ein, um die Kontrolle zu behalten, und arbeitet oft bis zur völligen Erschöpfung. Einzelkämpfer sind sehr ehrgeizig und empfinden Stress oftmals nicht als solchen, da sie ständig „unter Strom“ stehen.

2. Der Ausgeglichene

Der Ausgeglichene zeigt zwar große Einsatzbereitschaft, setzt aber auch auf die Zusammenarbeit mit anderen Menschen und findet dadurch eine gesunde Balance zwischen Stress und Entspannung.

3. Der Hilfsbereite

Der Hilfsbereite strebt nach Harmonie, kann niemandem etwas abschlagen und scheut sich häufig, Überlastung offen zu zeigen. Auseinandersetzungen und Herausforderungen geht er lieber aus dem Weg.

4. Der Konservative

Den Konservativen bringt nur wenig aus der Ruhe – solange alles seine gewohnten Bahnen geht. Unerwartete Herausforderungen, neue Arbeitsabläufe hingegen lösen Stress aus.

Fragen zur Selbstreflexion

Welchem der vier Stresstypen würden Sie sich im **beruflichen** Umfeld am ehesten zuordnen?

Ihre Antwort:

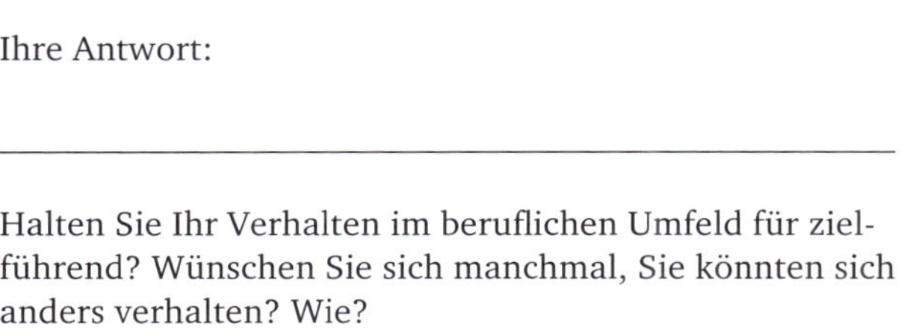

Halten Sie Ihr Verhalten im beruflichen Umfeld für zielführend? Wünschen Sie sich manchmal, Sie könnten sich anders verhalten? Wie?

Ihre Antwort:

Welchem der vier Stresstypen würden Sie sich im privaten Umfeld am ehesten zuordnen?

Ihre Antwort:

Halten Sie Ihr Verhalten im privaten Umfeld für zielführend? Wünschen Sie sich manchmal, Sie könnten sich anders verhalten? Wie?

Ihre Antwort:

Vom Stress zum Burnout

Definition

Burnout ist ein „Zustand der Müdigkeit oder der Frustration infolge des Engagements für eine Sache, eine Lebensform oder eine Beziehung, das am Ende nicht die erwarteten Früchte trug."

(Herbert J. Freudenberger)

Burnout ist eines der großen betrieblichen Themen der letzten Jahre. Doch wirklich neu ist der Begriff nicht. Geprägt wurde er in den 1970er Jahren vom Psychoanalytiker Herbert J. Freudenberger.

Das Wort Burnout kommt vom englischen Verb „to burn out" und beschreibt den Prozess des Ausbrennens, welcher eine Folge von körperlicher und geistiger Überlastung ist. Vor allem engagierte und leistungsstarke Menschen, die ihr Energiepotenzial lange und in hohem Maße einsetzen, sind von Burnout gefährdet. Dabei ist nicht der Job an sich entscheidend, sondern die Haltung und Motivation, die wir bei der Arbeit an den Tag legen. In der Burnout-Forschung spricht man auch von einer dynamischen Wechselwirkung zwischen der Arbeitssituation und der Persönlichkeit.

Die Frage, wie Burnout genau zu definieren sei, spaltet die Fachwelt. Das Ausgebranntsein gilt offiziell nicht als eigenständige Krankheit, denn es ist nicht mit umschriebenen, klar definierbaren Krankheitszeichen verbunden. Burnout ist somit ein Syndrom mit einer Vielzahl von Symptomen. Experten merken an, dass das Ausgebranntsein eine große Nähe zur Depression aufweist. Die Symptome überschneiden sich größtenteils mit typischen Beschwerden der depressiven Erkrankung – z. B. Antriebslosigkeit, Mutlosigkeit sowie ein Gefühl der Leere und Sinnlosigkeit.

Burnout ist keine Manager-Krankheit

Ursprünglich galt Burnout als eine spezifische Problematik von helfenden Berufen. Ausbrennen konnten demnach zum Beispiel nur Krankenschwestern oder Lehrer, die sich im Bemühen um das Wohl ihrer Mitmenschen verausgaben. In den vergangenen Jahren wurde Burnout dann eher als eine Art „Manager-Krankheit" wahrgenommen, die vor allem unter Dauerstress stehende Leistungsträger betreffen soll.

Zwischenzeitlich wurde jedoch von Experten bestätigt, dass nicht nur Stress im Beruf zum Burnout führen kann. Auch Menschen, die keinem oder nur geringem erkennbaren Arbeitsstress ausgesetzt sind, zeigen das Burnout-Syndrom. Und längst nicht jeder, der im Beruf unter großem Druck steht, endet automatisch in der totalen Erschöpfung. Viele lieben die Herausforderung sogar und fühlen sich gut und motiviert. Offenbar gibt es noch noch andere Faktoren, die zu der Krankheitsentstehung beitragen.

Faktor Persönlichkeit

Einer dieser Faktoren ist die Persönlichkeit. Oft trifft Burnout Menschen, die hohe Ansprüche an sich selbst haben. Sie wollen alle Aufgaben perfekt erledigen. Gleichzeitig haben sie nicht selten ein relativ schwach ausgeprägtes Selbstwertgefühl. Sie trauen sich selbst eher wenig zu. Mit Fehlschlägen, Kränkungen, Enttäuschungen oder Frust können sie schlecht umgehen. Ihnen fehlen gute Bewältigungsstrategien.

Gleichzeitig möchten sie gerne von allen geliebt und akzeptiert werden, haben also ein großes Harmoniebedürfnis. Sie schaffen es nur selten, „Nein!" zu sagen. Und sie tun sich oft schwer damit, Kompromisse einzugehen oder Aufgaben abzugeben. So entsteht leicht ein Widerspruch zwischen den eigenen Ansprüchen und den Möglichkeiten, die das Leben bietet.

Oft leiden Betroffene unter dem Gefühl, sich stark zu verausgaben, ohne eine entsprechende Gegenleistung zu erhalten. Viele haben außerdem nicht die nötige Distanz zu ihrer Arbeit. Sie identifizieren sich sehr stark mit dem beruflichen Erfolg. Misserfolge treffen sie bis ins Innerste und nagen an ihrem Selbstbewusstsein.

Freunde und Familie haben am allermeisten von Ihnen, wenn Sie guter Dinge sind.

Faktor privates Umfeld

Ein weiterer wichtiger Faktor ist das private Umfeld. Private Rückschläge können bei Burnout entscheidend sein – insbesondere dann, wenn das soziale Umfeld fehlt und die Betroffenen nur wenig Unterstützung durch Partner, Freunde und Familie erwarten können.
Die Ursachen eines Burnout sind also nicht immer und nicht nur in den Arbeitsbedingungen zu suchen. Wichtig ist auch die Frage, wie jemand ganz allgemein auf Belastungen reagiert.

Phasen des Burnout-Prozesses

Eine Burnout-Erkrankung kann grob in vier Phasen eingeteilt werden.

1. Anhaltende Müdigkeit und Erschöpfung

Die Betroffenen haben das Gefühl, ihre täglichen Aufgaben nicht mehr bewältigen zu können, fühlen sich überfordert und müde. Sie haben das Bedürfnis nach immer mehr Ruhepausen. Doch die Erholung hält nicht mehr so lange an wie gewohnt. Genügte früher ein freies Wochenende, um für die nächste Woche Kraft zu tanken, brauchen Burnout-Betroffene auf einmal deutlich mehr Zeit, bis sie wieder voll einsatzbereit sind. Diese wiedergewonnene Kraft hält jedoch nur kurz an. Vielen Betroffenen fällt es zunehmend schwer, nach der Arbeit „abzuschalten“. Die Probleme aus dem Berufsalltag verfolgen sie in ihrer Freizeit.

2. Nachlassende Leistungsfähigkeit

Die Arbeit gelingt nicht mehr so gut wie früher. Es kommt häufiger zu Konzentrationsstörungen, innerer Unruhe, Nervosität und Entscheidungsunfähigkeit. Es häufen sich Flüchtigkeitsfehler. Die erhofften Erfolgserlebnisse bleiben aus. In der Hoffnung, gegenzusteuern, versuchen die Betroffenen dann oft, umso genauer und angestrengter zu arbeiten – was ihnen noch mehr Kraft raubt. Ängste können entstehen und die emotionale Belastbarkeit nimmt ab. Auch körperliche Symptome können sich in diesem Stadium bei Burnout einstellen, für die der Arzt keine organische Ursache findet – sogenannte psychosomatische Beschwerden.

„Mehr arbeiten“ heißt nicht automatisch „bessere Leistung“.

3. Rückzug

Viele Burnout-Betroffene suchen die Einsamkeit und igeln sich immer mehr ein. Sie geben Hobbys auf und vernachlässigen Partner und Freundeskreis.

4. Innere Leere und Sinnverlust
Die Freude am Alltag geht immer mehr verloren. Nichts macht mehr Spaß, Vieles ist anstrengend. Unzufriedenheit und Gleichgültigkeit machen sich breit. An die Stelle der ursprünglichen Begeisterungsfähigkeit tritt Zynismus, schließlich Verzweiflung und Hoffnungslosigkeit.

Man kann den Burnout-Prozess noch genauer unterteilen. Dr. med. Vinzenz Mansmann hat 12 Phasen identifiziert:

1. Drang nach Anerkennung und übertriebener Ehrgeiz
Der Betroffene erfüllt seine Aufgaben mit großer Begeisterung. Allerdings überfordert er sich oftmals dabei und setzt sich zu hohe Ziele.

2. Übertriebene Leistungsbereitschaft
Um den eigenen Ansprüchen zu genügen, wird noch mehr Energie aufgebracht und alles dafür getan, den Ansprüchen doch noch gerecht zu werden. Das Gefühl, unersetzbar zu sein, steigt. Deshalb werden kaum Aufgaben abgegeben und Arbeitsentlastung findet kaum statt.

3. Verdrängung der eigenen Bedürfnisse
In dieser Phase tritt das Verlangen nach Ruhe, Schlaf und Regeneration immer weiter in den Hintergrund. Häufig nimmt der Konsum von Alkohol, Nikotin und Kaffee zu.

4. Ausblenden von Warnsignalen und Überforderung
Um weiterhin leistungsstark zu funktionieren, blendet der Betroffene alle Warnsignale und Anzeichen des eigenen Körpers aus. Unzuverlässigkeit und Fehler häufen sich im Arbeitsalltag.

5. Verzerrte Wahrnehmung der Realität

Alte Grundsätze verlieren an Wert. Freundschaften und berufliche Kontakte, die früher eher Entlastung und Unterstützung waren, werden nun als Belastung empfunden. Die Wahrnehmung wird auf ein Minimum reduziert. Probleme in der Beziehung zur Lebenspartnerin oder zum Lebenspartner treten auf.

6. Ausblenden von ersten Beschwerden

Probleme häufen sich im Leben des Betroffenen. Auch körperliche Beschwerden wie Müdigkeit, Kopfschmerzen und Angst setzen ein. Jedoch werden diese Probleme ignoriert.

7. Rückzugsphase

Hoffnungslosigkeit breitet sich aus und verdrängt alle positiven Gefühle. Zur Ablenkung wird häufig zu Alkohol und Medikamenten gegriffen. Das soziale Umfeld wird als Bedrohung angesehen und als überfordernd empfunden.

8. Beratungsresistenz baut sich auf

Der Betroffene wird unflexibel im Denken und schränkt die Vielfalt seiner eigenen Verhaltensmuster ein. Kritik wird komplett zurückgewiesen und als Angriff auf die eigene Persönlichkeit empfunden. Er zieht sich immer weiter zurück.

Die Phasen reihen sich zu einer Abwärtsspirale aneinander. Sie können unterwegs auf allen Ebenen aussteigen.

9. Entfremdung

In dieser Phase wird sich der Betroffene selbst fremd. Es kommt ihm vor, als würde er ohne freien Willen und nur noch automatisch wie ein Roboter funktionieren.

10. Innere Leere

Mutlos und erschöpft bezwingt der Betroffene seinen Alltag. Angst und Panikattacken verfolgen ihn. Mitunter versucht er, seine Probleme mit exzessivem Konsumverhalten (z. B. ausschweifende Shopping-Touren oder übermäßiges Essen und Trinken) zu bewältigen.

11. Auftretende Depressionen
Dauerhafte Verzweiflung und Niedergeschlagenheit stellen sich ein. Andere Erkrankungen wie beispielsweise Magersucht können auftreten.

12. Totale Erschöpfung
Die andauernde geistige und körperliche Müdigkeit lähmt und beeinflusst das gesamte Leben: Das Immunsystem ist geschwächt, die Gefahr von Herz-Kreislauf-Erkrankungen und Magen-Darm-Leiden steigt erheblich. Die Suizidgefahr ist in diesem Stadium am höchsten.

Fragen zur Selbstreflexion
Überlegen Sie, ob Sie den folgenden Aussagen zustimmen oder nicht:

- Ich erwarte von mir höhere Leistungen bei meinen täglichen Aufgaben, als die meisten anderen Menschen von sich verlangen
- Wenn ich bei meiner Arbeit versage, dann bin ich als Mensch an sich ein Versager
- Für mich ist es sehr wichtig, dass mich andere Menschen mögen
- Wenn Dinge schiefgehen, mache ich üblicherweise mich selber dafür verantwortlich
- Berufskollegen um Unterstützung zu bitten ist ein Zeichen von Schwäche
- Ich vermeide es, Risiken einzugehen, wann immer es möglich ist
- Ich hatte genügend Probleme im Leben und habe keine neuen verdient
- Andere Menschen haben nicht das Recht, mich unfreundlich zu behandeln oder zu kritisieren

Ihre Antwort:

Wenn Sie einer oder mehreren Aussagen zugestimmt haben, muss das noch nicht unbedingt heißen, dass Sie ausgebrannt sind – insbesondere dann nicht, wenn Sie sich in Ihrem Leben, beruflich wie privat, wohl fühlen, wenn Sie erfolgreich und glücklich sind. Nachdenklich sollte es Sie aber stimmen, wenn Sie sich in einer beruflichen Situation befinden, die Sie über einen längeren Zeitraum als bedrückend empfinden, und wenn Ihre Stimmung und Ihr Schlaf über Monate oder Jahre beeinträchtigt sind. Aufhorchen sollten Sie auch, wenn Ihre Konzentrationsfähigkeit in der letzten Zeit gelitten hat, Sie nur noch widerwillig morgens aufstehen und abends nicht mehr abschalten können. Dann sollten Sie auf jeden Fall einen Gang zurückschalten.

Die Symptome von Burnout

Burnout kann sich anhand einer Vielzahl an Symptomen zeigen, die sich vielschichtig gegenseitig überlagern oder auch einzeln auftreten können.

Emotionale Symptome

- Konzentrations- und Gedächtnisstörungen
- verminderte Leistungsfähigkeit und Kreativität
- Erschöpfungs- und Angstzustände
- Ohnmachtsgefühle
- Lustlosigkeit
- Energiemangel
- Selbstzweifel
- Aggressivität
- Erleben von Fremdbestimmtheit

- sozialer Rückzug und Flucht in die Sucht
- Suizidgedanken

Körperliche Symptome

- Brustschmerzen
- labiler Blutdruck
- Atemnot
- Kopf- und Rückenschmerzen
- Hörsturz
- Impotenz
- Zyklusstörungen
- Bandscheibenvorfälle
- Magen- und Zwölffingerdarmgeschwüre

Gehen Sie zu Ihrem Hausarzt, Sie sind nicht der Erste und nicht der Einzige, der mit Burnout-Symptomen zu ihm kommt.

Warnsymptome in der Anfangsphase des Burnouts

In der frühen Phase eines Burnouts steckt der Betroffene extrem viel Energie in seine Aufgaben. Ein charakteristisches erstes Burnout-Anzeichen ist, wenn die Menschen nach der Arbeit nicht mehr abschalten können. Sie können sich nicht mehr richtig erholen, sind weniger leistungsfähig und müssen noch mehr Kraft aufwenden, um Ihre Aufgaben zu bewältigen. Dies kann der Beginn eines Teufelskreises sein.
In dieser Phase haben die Betroffenen das starke Gefühl, sich beweisen zu müssen. Anzeichen dafür sind z. B.

- Hyperaktivität
- freiwillige Mehrarbeit
- das Gefühl, unentbehrlich zu sein
- das Gefühl, nie genügend Zeit zu haben
- die Verleugnung eigener Bedürfnisse oder
- die Verdrängung von Misserfolgen und Enttäuschungen

Bald machen sich erste Anzeichen einer Erschöpfung bemerkbar. Dazu gehören:

- Rastlosigkeit
- Energiemangel
- Schlafmangel
- erhöhte Unfallgefahr und
- erhöhte Anfälligkeit für Infektionen

Reduziertes Engagement

Das für die Anfangsphase typische Überengagement kippt im weiteren Verlauf allmählich in eine Anspruchshaltung. Die Betroffenen erwarten, dass ihnen für ihren großen Einsatz etwas zurückgegeben wird. Werden sie enttäuscht, beginnen sie sich zunehmend von ihren Aufgaben und anderen Menschen zu distanzieren. Sie begeben sich in einen Zustand der „inneren Kündigung". Der starke Widerwille gegenüber der eigenen Arbeit führt dazu, dass sie – wenn überhaupt – nur noch das Nötigste tun. Solche Anzeichen von Burnout machen sich mitunter auch im Familienleben bemerkbar. Die Betroffenen stellen größere Anforderungen an ihren Partner und haben keine Kraft mehr, um Zeit mit ihren Kindern zu verbringen.

Weitere Burnout-Symptome in dieser Phase sind

- schwindender Idealismus
- geringes Engagement
- Gefühl mangelnder Wertschätzung
- Gefühl, ausgebeutet zu werden
- Aufblühen in der Freizeit
- zunehmende Distanziertheit gegenüber Geschäftspartnern
- abnehmende Fähigkeit, sich in andere hineinzuversetzen
- emotionale Kälte und Zynismus sowie
- negative Gefühle gegenüber Kollegen oder Kunden

Emotionale Reaktionen: Depressionen, Aggressionen, Schuldzuweisungen

Burnout-Symptome äußern sich auch in emotionalen Reaktionen. Wenn das überhöhte Engagement langsam in Frustration kippt, macht sich häufig Desillusionierung breit. Die betroffenen Personen erkennen, dass die berufliche Realität nicht den eigenen Wünschen entspricht. Die Schuld dafür weisen sie entweder der Umwelt oder sich selbst zu. Ersteres führt eher zu Aggressionen (Wut auf die Umwelt), während Letzteres zu einer depressiven Stimmung („Ich bin ein Versager") beiträgt. Eine Unterscheidung zwischen Burnout und Depression ist schwierig, da die Symptome sich überschneiden und ein schwerer Burnout häufig in eine Depression mündet.

Symptome für eine Depression sind z. B.

- ein Gefühl der Ohnmacht und Hilflosigkeit
- bröckelndes Selbstwertgefühl
- Pessimismus
- Angstzustände
- Niedergeschlagenheit und
- Antriebslosigkeit

Verschaffen Sie sich wieder mehr Lebensqualität!

Agressives Verhalten zeigt sich in

- Schuldzuweisungen nach außen, an Kollegen oder an das „System"
- Launenhaftigkeit, Reizbarkeit, Ungeduld
- häufigen Konflikten mit anderen
- Intoleranz und
- Zorn

Schwindende Leistungsfähigkeit

Sinkende Motivation und die starke emotionale Belastung schlagen sich nach einiger Zeit auch in einer schlechteren Leistung nieder. So können beispielsweise Flüchtigkeitsfehler oder das Vergessen von Terminen auf ein Burnout hinweisen. Weitere Anzeichen des kognitiven Leistungsabbaus sind zudem

- schwindende Kreativität
- zunehmende Unfähigkeit, komplexe Aufgaben zu bewältigen
- Probleme, Entscheidungen zu fällen
- Dienst nach Vorschrift
- undifferenziertes Schwarz-Weiß-Denken und
- das Ablehnen von Veränderungen

Auch die letzten beiden Burnout-Symptome basieren bei genauerer Betrachtung auf einer schwindenden Leistungsfähigkeit. Denn differenziertes Denken und Aufgeschlossenheit für Veränderungen erfordern Kraft, die Burnout-Betroffene nicht mehr aufbringen können.

Emotionale Verflachung und Desinteresse

Die Burnout-Symptome werden oft durch einen generellen Rückzug aus dem sozialen Leben und durch fehlende Anteilnahme an den Mitmenschen verstärkt. Typische Anzeichen von Burnout in dieser Phase sind

- emotionaler Rückzug
- Gleichgültigkeit
- ein Gefühl der Langeweile
- die Aufgabe von Hobbys und
- allgemeine Entfremdung von sich und den anderen (Der Betroffene verliert den Kontakt zu sich selbst, nimmt Gefühle nicht mehr wahr und wird sich selbst fremd. Er denkt: „So bin ich doch eigentlich gar nicht." Er verliert gleichzeitig den Kontakt zum sozialen Umfeld.)

Die mangelnde Bereitschaft, am sozialen Leben teilzunehmen oder sich für andere zu interessieren, bewirkt, dass sich Freunde, Kollegen und Bekannte des Burnout-Betroffenen allmählich zurückziehen.

Psychosomatische Reaktionen

Die enorme psychische Belastung, denen Burnout-Betroffene unterliegen, schlägt sich auch in körperlichen Beschwerden nieder. Psychosomatische Anzeichen zeigen sich bereits in der Anfangsphase von Burnout. Körperliche Symptome sind unter anderem

- Schlafstörungen und Albträume
- Muskelverspannungen, Rückenschmerzen und Kopfschmerzen
- erhöhter Blutdruck, Herzklopfen und Engegefühl in der Brust
- Übelkeit und Verdauungsbeschwerden (Erbrechen oder Durchfälle)
- sexuelle Probleme
- starke Gewichtszunahme oder -abnahme infolge veränderter Essgewohnheiten
- verstärkter Konsum von Nikotin, Alkohol oder Koffein sowie
- erhöhte Anzahl von Infektionen

Letzte Stufe: Verzweiflung

Das letzte der Burnout-Symptome zeigt sich dadurch, dass sich das Gefühl der Hilflosigkeit zu einer generellen Hoffnungslosigkeit entwickelt. Das Leben scheint in dieser Phase sinnlos und es tauchen Suizidgedanken auf. Nichts bereitet dann mehr Freude, alles wirkt gleichgültig. Betroffene versinken in einer schweren Depression.

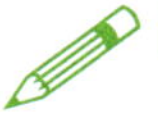

Fragen zur Selbstreflexion

Welche körperlichen oder psychischen Symptome stellen Sie bei sich fest, wenn Sie unter chronischem Stress leiden?

Ihre Antwort:

___

Welche Aufgaben **können** Sie delegieren?

Ihre Antwort:

Welche Aufgaben **werden** Sie delegieren?

Ihre Antwort:

Fachliche Ersthilfe zur Entlastung
Je früher Burnout-Symptome und -Ursachen erkannt werden, desto leichter ist der – oftmals schleichende – Prozess zu stoppen und umzukehren. Voraussetzung ist die Bereitschaft der Betroffenen, negative Entwicklungen wahrzunehmen und zu analysieren. Wer unter seiner derzeitigen Lebenssituation leidet und es nicht schafft, alleine – oder mit der Hilfe von Freunden – etwas zu ändern, der sollte sich professionelle Hilfe suchen, beispielsweise einen Psychotherapeuten.
Eine sofort spürbare, unmittelbare Entlastung im operativen Berufsalltag erhalten Sie außerdem,

- wenn Sie die Dienste eines Betriebsberaters in Anspruch nehmen
- Lohnunternehmer mit betrieblichen Aufgaben betrauen
- Fremdarbeitskräfte beauftragen oder einstellen und
- Schulungs- und Beratungsangebote zur Betriebsplanung besuchen

Persönliche Ersthilfe zur Entlastung
Es ist nicht immer einfach, sich selber einzugestehen, dass man an die Grenze der eigenen Belastbarkeit gekommen ist, dass man nicht mehr wie bisher weiter-

machen kann. Sprechen Sie zunächst mit Ihrem Hausarzt, der Sie gegebenenfalls zu einem Facharzt überweist. In den meisten Fällen ist eine stationäre Behandlung und psychologische Betreuung notwendig, um wieder Kraft zu tanken. Die heutige Medizin kann Burnout-Patienten medikamentös und therapeutisch sehr gut helfen. In der Therapie wird Burnout als Chance für Selbstreflexion und eine Neuorientierung gesehen. Dann ist die Zeit da, um sich Fragen zu stellen wie:

- Was will ich mit meiner Zukunft, meinem Leben anfangen?
- Wo liegen meine Stärken und Prioritäten?
- Welche Talente und Wünsche schlummern in mir?
- Arbeite ich, um zu leben, oder lebe ich, um zu arbeiten?

Es geht darum, sich und die eigenen Bedürfnisse (neu) kennenzulernen, die Verantwortung für das eigene Leben (wieder) zu übernehmen und klare Grenzen zu setzen.

Geschichte zum Thema Burnout: Der suchende Segler

Es war einmal ein Segler, der gerade sein Boot fertig machte, um hinaus aufs Meer zu segeln. Der Segler war auf der Suche, er wusste allerdings noch nicht so recht, wonach. Er wusste nur, wenn er gefunden hätte, wonach er sucht, dann würde er es schon merken. Also wollte er einfach lossegeln und schauen, wohin ihn der Wind treibt.
Da ging am Kai ein Kaufmann vorbei und fragte den Segler: „Wohin geht die Reise?“
Der Segler lächelte und antwortete: „Ich weiß es noch nicht. Mal schauen, wohin der Wind mich trägt.“
Der Kaufmann schaute nachdenklich, so, als wollte er etwas sagen. Doch er ging langsam weiter und sagte dann im Vorbeigehen leise vor sich hin: „Für einen Segler, der seinen Zielhafen nicht kennt, ist kein Wind der richtige.“
Der Segler hörte diese Worte. Und er stockte, denn er musste darüber nachdenken, was der Kaufmann da gerade gesagt hatte.
Er hielt kurz inne und dachte nach: Hm ja, da steckt schon etwas Wahres

drin. Doch ich lasse mich vom Wind tragen, weil ich etwas suche, und ich weiß ja nicht, wo. Deshalb will ich einfach nur die Welt kennenlernen und möglichst viel sehen und erfahren. Also stimmt genau das Gegenteil von dem, was der Kaufmann sagte: Jeder Wind ist mir recht!

Und dieser Gedanke beruhigte den Segler wieder. Also löste der Segler die Leinen und brachte sein Boot hinaus aufs Meer.

Diesmal hatte er Glück: Der Wind pustete und pustete und gab ihm seine Richtung ohne Abweichung vor. Nach einigen Tagen beständigen Segelns sah der Segler in der Ferne plötzlich wieder Land. Und er beschloss, sein Boot direkt darauf zuzusteuern.

Als er näher kam, konnte er seinen Augen kaum trauen: Welch ein wunderschöner Ort, an den ihn der Wind diesmal getragen hatte!

Der Segler legte sofort im Hafen an und ging an Land. Er war überwältigt, denn dieser Ort war noch viel schöner, als er zuerst geglaubt hatte ... Die Gebäude waren von strahlender Schönheit und gleichzeitig sehr gemütlich und einladend. Die Menschen hier lachten viel und waren auch sehr freundlich zu ihm. Das Wetter war hervorragend. Und das leckere Essen erst ... Hier würde es sich gut für einige Zeit aushalten lassen, denn dieser Ort war ein kleines Paradies auf Erden!

Der Segler blieb einige Tage an diesem Ort – so lange, bis er eines Morgens aufwachte und plötzlich innerlich sehr unruhig war.

Er hörte wieder diese innere Stimme, die ihm immerzu so viele Fragen stellte: „Willst du etwa hierbleiben? Ist das hier das, wonach du suchst? Dort draußen gibt es noch so viele unentdeckte Orte. Könnte es nicht noch einen geben, der noch besser zu dir passt? Wäre es jetzt nicht vielleicht mal an der Zeit, deine Suche fortzusetzen?“

Der Segler dachte sehr viel über diese Fragen nach, aber er fand keine rechte Antwort darauf, denn er wusste eben nicht, wonach er suchte. Er konnte diese innere Stimme und ihre Fragen aber auch nicht ignorieren. Und so entschloss er sich, sein Boot am nächsten Tag wieder startklar zu machen.

Als er am nächsten Morgen begann, sein Boot mit Vorräten zu beladen, sah er einen alten Mann herunter in den Hafen kommen, direkt auf das Boot zu. Der alte Mann kam langsamen Schrittes zum Boot und setzte sich dort auf einen Stein. Dann fragte er den Segler unvermittelt: „Was machst du da?“

Der Segler packte noch die letzten Vorräte an ihren Bestimmungsort. Dann griff er nach der Leine, um noch den letzten Knoten zu lösen. Er antwortete nebenbei: „Ich steche wieder in See und habe mein Boot dafür vorbereitet.“

Der alte Mann überlegte kurz und

fragte dann: „Hat es dir hier nicht gefallen?"
Und der Segler sagte: „Doch! ... Sehr sogar!"
Der alte Mann war sich kurz unsicher, ob er richtig gehört hatte. Doch dann fragte er: „Warum willst du dann fort?"
Der Segler hielt kurz inne. Dann antwortete er wahrheitsgemäß: „Ich bin auf der Suche ... Ich weiß zwar noch nicht genau, wonach, doch ich hoffe, dass mir das Leben darauf irgendwann eine Antwort gibt, wenn ich lossegle. Deshalb muss ich weiter."
Den alten Mann schien diese Antwort irgendwie berührt zu haben, denn auf einmal schaute er sehr nachdenklich zu Boden.
Dann sagte er: „Ich war einst so wie du ... Auch auf der Suche. Ich habe endlose Jahre auf dem Meer verbracht und dabei habe ich die ganze Welt gesehen, wirklich die ganze Welt. Irgendwie hatte ich immer das Gefühl, irgendwo dort draußen liegen die Antworten verborgen ... Ich war der Sklave meiner unstillbaren Fragen. Sie haben mich mein Leben lang getrieben und mich rastlos gemacht ..."
Dem Segler kamen unversehens auch seine Fragen wieder in den Kopf, die ihn immer so rastlos werden ließen. Die ihm das Gefühl gaben, irgendwie nicht am richtigen Ort zu sein. Und er fragte sich, ob der alte Mann wohl das gefunden hatte, wonach er gesucht hatte ...
Der alte Mann konnte dem Segler diese Frage aus seinem Gesicht ablesen.
Dann holte er tief Luft und sagte: „Ich habe mir geschworen, falls ich je einen Segler treffen sollte, der so ist, wie ich einst war, dann werde ich ihm berichten, was ich auf dem Meer gelernt habe." Der Segler schaute den alten Mann jetzt gebannt an.
Der alte Mann zögerte kurz, so als würde er seine Worte sehr sorgfältig abwägen. Dann sah er aufs Meer hinaus: „Ich war auf der Suche dort draußen. Und meine Suche glich der Suche nach einem ‚Etwas' im Heuhaufen. Ich wusste nicht, ob es die Nadel war, der Knopf oder doch der Faden ... So folgte ich segelnd jedem Wind, in der Hoffnung, das Leben würde mir darauf schon eine Antwort geben. Ich glaubte, wenn ich finden würde, wonach ich suchte, dann wüsste ich es schon ..."
Unvermittelt schaute der alte Mann den Segler mit ernstem Blick an: „Doch so war es nicht. Die ganze Zeit gab es nichts und niemanden, der mir je hätte eine Antwort darauf geben können. Nicht das Leben, keine plötzliche Eingebung und auch kein alter weiser Mann. Niemand, außer mir selbst."
Der Segler sah den alten Mann verwirrt an. „Meine Fragen ließen mich einfach nie los, weil ich meine Suche falsch angegangen bin. Und nun bin ich alt ..."
Er machte eine Pause.

„Bevor du auch nach Antworten dort draußen auf dem Meer suchst, suche erst nach Antworten in dir selbst. Wer bist du? Was möchtest du? Wie soll der Ort sein, an dem du endlich glücklich bist?“
„Wenn du das weißt, dann ist der Heuhaufen zwar immer noch groß, aber du weißt wenigstens, wonach du suchen musst. Das ist der wichtigste Teil deiner Suche! Diese Antworten findest du nur in dir selbst und nicht dort draußen auf dem Meer ... Erst wenn du weißt, wer du bist und was du willst, erst dann wirst du auch wissen, wann du auf deiner Suche fündig geworden bist.“
Der Segler schaute weit aufs Meer hinaus. Er schloss seine Augen und atmete einen tiefen Zug salziger Luft ein. Dann griff er nach der Leine und band den Knoten wieder zu.
(Autor unbekannt)

Das Gegenstück zum Burnout: Boreout

Auch ein Boreout (Unterforderung) ist eine ernste Angelegenheit. Ähnlich wie bei Burnout gibt es noch keine Diagnose für das Boreout-Syndrom. Wer möchte sich schon gerne „auslangweilen“?
Die folgenden drei Merkmale weisen auf Boreout hin:

- das Gefühl, mehr leisten zu können
- Langeweile, Lustlosigkeit und Ratlosigkeit, weil nichts zu tun ist, sowie
- Desinteresse und fehlende Identifikation mit der Arbeit

Fehlen interessante, sinn- und verantwortungsvolle Aufgaben, werden einst motivierte Menschen regelrecht faul und träge. Wenn die Arbeit zu Tode langweilt, entstehen Müdigkeit, Lustlosigkeit, Gereiztheit und Frustration. Das kann bis hin zu depressiven Anzeichen gehen.
Wenn Sie die folgenden Merksätze beherzigen, vertreiben Sie jede Langeweile:

- Jeder Mensch braucht positive Herausforderungen und Erfolgsmomente
- Jeder Mensch braucht Tätigkeiten, die Spaß machen und spannend sind

- Jeder Mensch braucht Aufgaben, die einen Sinn haben, die er bewältigen kann und an denen er wachsen kann

„Es gibt keine Lebenssituationen, die von sich aus wirklich sinnlos sind ... Jeder Tag, jede Stunde wartet mit einem Sinn auf, und auf jeden Menschen wartet ein anderer Sinn."

(Viktor Frankl)

Fragen zur Selbstreflexion

Welche körperlichen oder psychischen Symptome stellen Sie bei sich fest, wenn Sie über einen langen Zeitraum unterfordert sind?

Ihre Antwort:

___

Welche Aufgaben **können** Sie übernehmen, die Sie mit Sinn und Freude erfüllen?

Ihre Antwort:

___

Welche Aufgaben **werden** Sie übernehmen?

Ihre Antwort:

___

Mit einigen einfachen Methoden können Sie dem Thema Boreout vorbeugen:

1. Positives Denken

Wer positiv denkt, lebt besser. Positives Denken stärkt den Menschen und bietet neue Sichtweisen auf scheinbar unlösbare Probleme. Positives Denken eröffnet einen Weg, das Gegebene zu akzeptieren und als Herausforderung zu sehen, die man bewältigen kann. Die so erlebte Selbstwirksamkeit ist ein Schlüssel, mit schwierigen Situationen umzugehen.

2. Soziale Unterstützung

Jeder Mensch hat das Bedürfnis nach Nähe und Gegenseitigkeit. Einem sozialen Netzwerk zuzugehören und eine sinnvolle Rolle einzunehmen sind im Leben eines jeden Menschen wichtig. Rückhalt kann man in Personen finden, die einem nahestehen, aber auch in Haustieren, die Zuneigung und das Gefühl von Nähe geben.

3. Gutes Zeitmanagement

Zeitmanagement bedeutet eine möglichst realistische Arbeits- und Handlungsplanung zu haben. Wer die eigenen Aufgaben nach Wichtigkeit und Dringlichkeit ordnen kann, sorgt dafür, dass am Ende des Tages nicht das Wichtigste liegen bleibt. In diesem Zusammenhang ist es auch von besonderer Bedeutung, genügend Zeitpuffer einzuplanen. Unabdingbar sind außerdem Pausen und private Auszeiten. Pausen können helfen, sich in einem hektischen Arbeitsalltag zu stabilisieren, Strukturen zurückzuerobern, Zeit zur Selbstreflexion und für gute Ideen zu gewinnen.

Packen Sie die Dinge an; wenn Sie fühlen, dass Sie selbstbestimmt handeln, finden Sie zu neuer Stärke.

4. Veränderungen im Berufsalltag

Die eigene Arbeit neu zu strukturieren oder externe Arbeitskräfte hinzuzuziehen sind Maßnahmen, um sich in Zeiten großen Zeit- und Leistungsdrucks zu entlasten. Falls Sie Mitarbeiter beschäftigen oder in einem Team arbeiten, können Sie Arbeitsaufgaben untereinander tauschen und so z. B. mühsame Routinetätigkeiten gleichmäßig verteilen. All diese Vorschläge zielen darauf ab, die Arbeit abwechslungsreicher, interessanter und anregender gestalten zu können. Dadurch kann der Arbeitsdruck und der Stress des Betroffenen gemindert und eine positivere Arbeitseinstellung bewirkt werden.

5. Fort- und Weiterbildungsmaßnahmen

In beruflichen Fort- und Weiterbildungen können Betroffene ihre Selbstsicherheit stärken, berufliche Handlungskompetenzen erweitern, ihre Problemwahrnehmung verbessern, Arbeitsschwerpunkte neu setzen und neue Perspektiven entwickeln. Weiterbildung schafft Abstand von der alltäglichen Routine, regeneriert verbrauchte Kräfte und erweitert den geistigen Horizont. Auch das Lernen und Arbeiten in Gruppen hat sich als erfolgreiche Maßnahme erwiesen.

Teil 2: Achtsamkeit und Selbstmanagement lernen und leben

Die inneren Antreiber suchen

Sind Sie auch oft übermotiviert, gehen über Ihre Grenzen hinaus und muten sich eigentlich zu viel zu? Dann sollten Sie danach suchen, was Sie eigentlich so stark antreibt.

Dabei werden Sie auf äußere Faktoren stoßen wie z. B. die Erwartungen der Umwelt zu erfüllen, den Betrieb sicher zu führen oder „es dem Vater recht zu machen". Dem liegt häufig der tiefe Wunsch nach Anerkennung zu Grunde. Andererseits werden Sie innere Faktoren entdecken: die eigenen Ansprüche, liebgewordene Gewohnheiten oder unerfüllte Bedürfnisse. Ganz häufig spielt Perfektionismus eine wichtige Rolle.

Menschen brauchen Antreiber und sollten sie unter Kontrolle haben.

Auf der Suche nach dem, was Sie antreibt, spüren Sie unbewusste Verhaltensmuster auf, verinnerlichte Lebensregeln, die wie automatische Steuerungen unser Denken, Fühlen und Verhalten bestimmen.

Bei diesen so genannten „inneren Antreibern" handelt es sich um Überzeugungen und Ansprüche an uns selbst, die wir im Laufe unseres Lebens gelernt haben. Wie so viele unserer Verhaltensmuster entstanden innere Antreiber früh, im Kindesalter. Mit ihnen reagierten wir auf unausgesprochene Ansprüche äußerer Autoritäten, von Eltern, Verwandten und frühen Bezugspersonen. Oft reagieren wir im Erwachsenenalter noch genauso wie damals als Kind, als wir den Erwartungen der Umwelt gerecht werden wollten.

Niemand steht jedoch 24 Stunden am Tag und 7 Tage in der Woche unter dem Diktat von Antreibern. Sie treten vor allem in bestimmten Situationen in den Vordergrund – meistens unter Stress und Belastung. Typische Sätze, die solche innere Antreiber herausbilden, sind z. B.:

- „Komm beeile dich ..."
- „Hör auf zu weinen..."
- „Schreib schöner ..."
- „Ohne Fleiß – kein Preis ..."
- „Wenn du das und das nicht machst, dann wirst du so wie Onkel Dieter ..."
- „Ein Indianer kennt keinen Schmerz ..."

Solche Aussagen formen die Realität von Kindern und damit ihre Art und Weise, die Umwelt wahrzunehmen und zu gestalten. Solche Sätze setzen sich im Hinterkopf fest, prägen das Verhalten des Menschen und verfestigen sich zu inneren Überzeugungen wie:

- Ich muss immer perfekt sein.
- Ich darf keine Fehler machen.
- Stress ist ein Zeichen von Leistung.
- Pausen sind ein Zeichen von Schwäche.
- Wer viel arbeitet, schafft viel.
- Wer viel anwesend ist, der arbeitet viel.

Innere Antreiber haben zwei Seiten: Einerseits motivieren sie uns zum Handeln. Andererseits behindern sie uns, wenn sie dazu führen, dass wir unsere Bedürfnisse und Interessen zu wenig beachten.

Im Erwachsenenalter können Sie innere Antreiber mit folgenden Fragen aufspüren:

- Stehen Sie oft unter Zeitdruck ?
- Ärgern Sie sich über Ungenauigkeit ?
- Glauben Sie, Dinge, die leicht gehen, taugen nichts ?
- Meinen Sie, Schwäche zu zeigen geht gar nicht ?
- Denken Sie, Egoismus ist schlecht ?

Fragen zur Selbstreflexion
Welche der o.g. Aussagen haben Sie mit „Ja" beantwortet?

Ihre Antwort:

Fünf typische innere Antreiber

Das Konzept der inneren Antreiber stammt aus der Transaktionsanalyse (Taibi Kahler, Reinhard Köster, Bernd Schmid, Joachim Hipp u. a.). Diesen Autoren erschienen fünf Antreiber als besonders typisch, die im Folgenden kurz beleuchtet werden sollen.

SEI STARK! Oder: „Keiner darf mitbekommen, wenn ich schwach bin."
Dieser Antreibertyp hat gelernt, kein Zeichen der Schwäche zu zeigen. Er verbirgt Gefühle vor anderen Menschen und vermeidet Verwundbarkeit, Verletzlichkeit und Abhängigkeit von anderen Personen. Er versteht es, sich zu beherrschen und nach außen Haltung, Durchhalte- und Durchsetzungsvermögen sowie Kontrolle auszustrahlen.

Seine Lebensgestaltung ist geprägt von Härte und Heldentum. Aufgeben kommt für ihn nicht in Frage. Es fällt ihm schwer, fremde Hilfe anzunehmen. Dazu passt eine unbewegte, monotone Sprechweise. Er bringt sich grundsätzlich ungern selbst als Person ins Spiel. Stattdessen benutzt er Worte wie „man" und formuliert seine Sätze unpersönlich: „Solche Situationen bringen einen ganz schön unter Druck!" Oder: „Das freut einen ja dann doch!"

Weitere Hinweise sind eine sparsame Gestik, ein irgendwie unlebendiges, starres Erscheinungsbild, z. B. ein unbewegtes, maskenhaftes Gesicht (Pokerface) und eine kontrollierte, verschlossene, aufrechte Körperhaltung. Er erweckt einen eher angespannten Eindruck, als wollte er seine Umgebung im Auge behalten, um jederzeit für alles gewappnet zu sein.

Der Sei-stark-Antreiber führt dazu, dass sich Kollegen und Mitarbeiter schnell unter Druck gesetzt fühlen, denn es scheint untergründig um Kampf, Kontrolle und Überlegenheit zu gehen. Manche kämpfen mit, andere ziehen sich ängstlich zurück. Als unausgesprochenes Gesetz scheint zu gelten: „Wer nicht aufpasst, wird verlieren – schau, dass du nicht dazu gehörst!“ Für menschliche Begegnungen und mitmenschliche Nähe ist weniger Platz.

Dieser Antreibertyp kann kurzfristig außerordentliche Leistungen vollbringen. Er hat einen Sinn für den kraftvollen Umgang mit Aufgaben und genügend Widerstandskraft und Kampfgeist, um Dinge voranzubringen, auch wenn es schwierig ist.

Akzeptieren Sie Ihre Stärken und Schwächen!

Glaubenssätze

- Ich komme alleine zurecht
- Wie es in mir drinnen aussieht, geht keinen was an
- Mich erschüttert so leicht nichts
- Beiß die Zähne zusammen
- Bewahre Haltung

Stärken

- Einfluss
- Belastbarkeit
- Eigenständigkeit

Schwächen

- Angst, andere könnten meine Schwäche entdecken und mich ablehnen

- Schwächen und Fehler sind schlecht
- Heldentum um jeden Preis

SEI PERFEKT! Oder: „Ich muss es immer noch besser machen, ich bin nie gut genug!“

Dieser Antreibertyp steht oft unter dem Druck, alles ganz gründlich zu erledigen. Er bemüht sich um Perfektion – ohne Rücksicht auf Zeitaufwand und Kosten. Über eine fehlerfreie Leistung erhofft er sich die Anerkennung. Zu diesem Verhalten gehört ein eher ernster Blick und eine aufrechte und starre Körperhaltung, die ein angespanntes Körpergefühl vermittelt.

In der Zusammenarbeit entsteht beim Gegenüber durch diesen Antreiber leicht der Eindruck, nicht gut genug zu sein: „Das erreiche ich sowieso nie!“ Oft wird deswegen wenig persönlicher Kontakt, wenig Beziehung und Austausch auf gleicher Augenhöhe erlebt. Einer perfekten Leistung ist nun einmal nichts hinzuzufügen. Stattdessen stellen sich Respekt und Unterordnung, aber auch Widerspruch und Wettbewerb, Relativieren oder Kritisieren ein.

Da Perfektionisten das unterschwellige Grundgefühl haben, als Person nicht liebenswert zu sein, versuchen sie, statt dem, was sie sind, anzubieten, was sie leisten: „Da ich mir nicht sicher bin, ob ihr mich schätzt, zeige ich euch meine Leistung, der ihr die Anerkennung nicht verweigern könnt.“ Perfektionisten, die bei Fehlern ertappt werden, schämen sich. Sie beziehen Fehler nicht auf ihr Verhalten, sondern auf ihre Person. Und dieses Gefühl der Scham wollen sie auf jeden Fall vermeiden.

Ihre Stärke ist der Sinn für Genauigkeit und Qualität sowie das Streben nach Fehlerlosigkeit und Vollkommenheit. Sie sind in der Regel gut organisiert und können leicht komplexe Zusammenhänge durchschauen und managen.

Glaubenssätze

- Wenn ich eine Arbeit mache, dann gründlich und fehlerfrei
- Ich mag keine halben Sachen oder Schlamperei
- Ich finde immer noch etwas zum Verbessern
- Mach bloß keine Fehler
- Ich bin noch nicht gut genug. Ich muss noch besser werden

Stärken

- Korrektheit
- Genauigkeit
- Fehlerlosigkeit

Schwächen

- Angst, dass etwas schief gehen könnte
- oft Übererfüllung der Ziele
- Hang zur Pedanterie

MACH ES ALLEN RECHT!
Oder: „Ich muss gefällig sein und alle zufrieden stellen"

Dieser Antreibertyp fühlt sich dafür verantwortlich, dass andere Menschen sich wohl fühlen. Er stellt seine Bedürfnisse hinten an, richtet sich danach, was andere erwarten, und kommt oft dabei selber zu kurz. Er möchte beliebt sein und hat meistens nicht gelernt, „Nein!" zu sagen.

Kennzeichnend für diesen Antreibertyp sind: Übernahme von Verantwortung und Aufopferung (für andere), Verbindlichkeit, Bescheidenheit, Loyalität und meist Selbstlosigkeit. Menschen mit diesem Antreiber verwenden häufig Redewendungen, die versuchen, die Wünsche und Erwartungen der Gegenüber zu verstehen. Sie sind begierig zu wissen, ob sie ihre Sache gut gemacht haben und alles in Ordnung ist. Dabei fügen sie oft Worte ein, um die Reaktion des anderen zu erkunden, nicken zustimmend mit dem Kopf und benutzen gewinnende Gesten.

Dieser Antreibertyp neigt dazu, Liebe und Wertschätzung von anderen erreichen und Zurückweisung und Einsamkeit vermeiden zu wollen. In Diskussionen lässt er nur schwer einen Standpunkt erkennen, zeigt sich meist konfliktscheu und sucht Ausflüchte. Eine echte Auseinandersetzung fällt schwer: „Nagel mal einen Pudding an die Wand!“

Dieser Antreibertyp hat ein großes Harmoniebedürfnis. Eine besondere Fähigkeit dieses Antreibertyps ist seine soziale Wahrnehmung. Sie ermöglicht es ihm, auf die Bedürfnisse anderer einzugehen. So kann er sehr feinfühlig für Gruppenprozesse, Stimmungen und Reaktionen sein.

Glaubenssätze
- Es fällt mir schwer, „Nein!“ zu sagen
- Akzeptiert zu werden ist wichtiger, als Interessen durchzusetzen
- Bloß keinen Streit
- Sei freundlich zu allen

Stärken
- Freundlichkeit
- Liebenswürdigkeit
- Mitgefühl

Schwächen
- Unfähigkeit, „Nein!“ sagen zu dürfen/zu können
- keine Abgrenzung
- Eigene Bedürfnisse zählen nicht

BEEIL DICH! Oder: „Ich muss Aufgaben schnell erledigen.“
Dieser Antreibertyp ist nie richtig körperlich und geistig anwesend. Er ist voller Dynamik und Hektik. Ruhiges

und konzentriertes Arbeiten ist schwer möglich. Alles muss besonders schnell und sofort getan werden, möglichst mehrere Dinge gleichzeitig. Dynamisch, zügig, multitaskingfähig, Arbeiten unter Zeitdruck und Erfolgszwang sind für ihn typische Eigenschaften. Die entstehende Unruhe trägt aber meist nicht zu einem effektiven Umgang mit der begrenzten Zeit bei. Ruhe erscheint als Verrat an der Dringlichkeit, Entspannung wirkt wie die Aufgabe von Wesentlichem.

Die typische Sprechweise für Hektiker ist oft abgehackt und geprägt von flachem Reden ohne Punkt und Komma. Sie verwenden gerne Begriffe wie „schnell ... eben mal ... kurz ... vorankommen!“ Die Gestik vermittelt Ungeduld: Fingertrommeln, mit dem Fuß wippen, unruhig auf dem Stuhl herumrücken, der wiederholte Blick auf die Uhr, häufig wechselnde Blickrichtung. Dieser Antreibertyp wird schnell ungeduldig, wenn etwas zu lange dauert. Der Rhythmus zwischen Anspannung und Entspannung ist gestört, denn es wird von Anspannung zu Anspannung gesprungen. Das Grundgefühl des Hektikers ist es, Wesentliches zu verpassen. Er hat Angst, das Leben zerrinnt oder eine Gelegenheit geht vorbei, bevor Wichtiges möglich war.
Beeil-dich-Menschen können eine gewisse Zeit lang auf hohem Aktivitätsniveau leistungsfähig bleiben.

Glaubenssätze

- Ich bin ständig in Bewegung und dauernd beschäftigt
- Ich mache gern mehrere Dinge gleichzeitig
- Ich fühle mich als Motor, der Dinge voranbringt
- Ich darf keine Zeit verschwenden

Stärke

- Schnelligkeit
- Chancen nutzen
- Zielbewusstsein

Schwäche

- Angst, etwas zu versäumen
- sich selbst wenig Zeit geben
- permanent unter Zeitdruck stehen
- kein Durchhaltevermögen

STRENG DICH AN! Oder: „Ich muss mich bemühen, um Aufgaben zu schaffen“

Dieser Antreibertyp zeichnet sich durch Pflichtbewusstsein, Fleiß und Einsatz aus – steht dadurch aber oft unter Leistungsdruck. Quantität geht dabei in der Regel vor Qualität. Erfolge, die nicht auf Anstrengungen basieren, taugen nichts: „Was leicht von der Hand geht, ist verdächtig.“ Und: „Von nichts kommt nichts.“ Daher bemüht sich dieser Antreibertyp ständig und erwartet dies auch von anderen. Wenn etwas nicht klappt, strengt er sich noch mehr an. Entspanntes Genießen, auch nach Erfolgen, ist nicht angesagt, eher das Gefühl, ständig von ernsten Problemen, Schwierigkeiten oder Krisen bedroht zu sein. Er lebt in andauernder Angst, dass andere besser sein könnten, und versucht, dem durch noch mehr Anstrengung entgegenzuwirken.

Mögliche Hinweise auf den Streng-dich-an-Antreiber sind Redewendungen wie „Ich müsste es versuchen“, „Das ist wirklich sehr schwer!“, „Wenn ich mir Mühe gebe...“. Dazu passt eine angespannte Körperhaltung, z. B. geballte Fäuste, vorn auf dem Stuhl sitzen, Stirnrunzeln, verspannte Muskeln am Hals und im Kehlkopfbereich, sodass die Stimme etwas belegt und gequält klingt. Das wirkt oft unfrei, als müsse er gegen inneren Druck ankämpfen und sich zu jedem Wort neu zwingen. Menschen mit dem Streng-dich-an-Antreiber wählen häufig den schwierigsten und anstrengendsten Lösungsweg. Improvisation fällt ihnen schwer.

Da der Streng-dich-an-Antreiber lähmend wirkt, erwartet man eher eine Zusatzbelastung als eine Erleichterung. Aus der ständigen Sorge „Ich schaffe es nicht!“ heraus entsteht die Generalidee „Ich schaffe es, wenn ich mich sehr anstrenge!“.

Eine große Fähigkeit liegt im Durchhalte- und Beharrungsvermögen. Gerade in Zeiten, in denen ausschließlich schnelle Ergebnisse gefordert werden, können diese Menschen mit Beharrlichkeit über längere Zeit für konstante Leistungen sorgen. Sie verfolgen Aufgaben mit Beständigkeit und haben den nötigen Sinn für Gründlichkeit und Ausdauer. Sie stehen für Nachhaltigkeit dort, wo sie gebraucht wird.

Glaubenssätze
- Wenn ich nicht aufgebe, kann ich alles erreichen
- Erfolge muss man sich hart erarbeiten
- Nur Schweres ist wertvoll

Stärken
- Durchhaltevermögen
- Ausdauer

Schwächen
- Angst, dass andere besser sind
- nicht mit dem Erreichten zufrieden sein
- Wenn es leicht geht, ist es nichts wert

Mindestens einen dieser inneren Antreiber hat auch Landwirt Hannes, haben auch Sie, liebe Leserin, lieber Leser, verinnerlicht, wenn Sie Ihre physischen und psychischen Grenzen überschreiten. Ein guter Umgang mit den Stresssituationen – wenn der innere Antreiber wieder „zwickt“ – hängt vor allem davon ab, auf welche Strategien Sie zurückgreifen können, um sich dauerhaft zu schützen.

Fragen zur Selbstreflexion

Welcher der oben genannten Antreiber-Sätze ist für Sie der entscheidende?

Ihre Antwort:

____

An welchen Situationen machen Sie das fest?

Ihre Antwort:

____

Damit sich die Antreiber nicht negativ in Beruf und Privatleben auswirken, sollte man sich mit ihnen ehrlich und selbstkritisch auseinandersetzen. Dabei kann man ein Bewusstsein dafür entwickeln, welche Verhaltensweisen in welchem Maß sinnvoll sind und welche vor allem Stress (bei sich selbst und bei anderen) auslösen. Alte Antreiber-Dynamiken können dann schrittweise durch „Erlauber", neue Glaubenssätze und neues Verhalten ersetzt werden, um den eigenen Stress zu reduzieren.

„Erlauber" für die fünf inneren Antreiber

Sei-stark!-Erlauber

- Ich darf mir Hilfe holen und verliere dadurch nicht mein Gesicht
- Gefühle zu zeigen ist ein Zeichen von Stärke
- Einen Kampf auch mal zu verlieren macht mich für Neues stärker

Sei-perfekt!-Erlauber

- Ich darf auch Fehler machen

- Ohne Fehler lernt man nichts
- Sehr oft ist auch 80 % vollkommen ausreichend

Mach-es-allen-recht!-Erlauber

- Ich darf meine Bedürfnisse aussprechen
- Ich bin OK, auch wenn jemand unzufrieden mit mir ist
- Ich darf es auch mir selbst recht machen

Beeil-dich!-Erlauber

- Ich darf mir Zeit nehmen
- Pausen sind wichtig
- Nicht alles muss sofort fertig sein

Streng-dich-an!-Erlauber

- Erfolge dürfen gefeiert werden
- Auch Arbeit darf leicht sein
- Ich darf Spaß bei der Arbeit haben
- Einen Kampf auch mal zu verlieren macht mich für Neues stärker

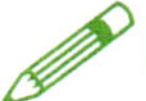

Fragen zur Selbstreflexion

Welchen Erlauber-Satz möchten Sie sich in Zukunft in Stresssituationen laut vorsagen?

Ihre Antwort:

___

Glaubenssätze hinterfragen und verwandeln

Nebst den tief liegenden, häufig unbewussten inneren Antreibern sind auch Glaubenssätze Ursache für Stress. Glaubenssätze sind Ansichten, Meinungen und Wertmaßstäbe, die in der Kindheit wurzeln und durch eigene Erfahrungen im weiteren Leben gestützt werden. Ob negative Glaubenssätze („Das kannst du eh nicht, so wird das nie was …“) Selbstzweifel und wenig Zutrauen in die eigenen Fähigkeiten mit sich bringen, oder ob vielmehr positive Glaubenssätze („Du kannst alles erreichen, du schaffst das …“) Selbstbewusstsein und Selbstvertrauen geben – in jedem Fall prägen sich Glaubenssätze in unsere Gedankenstruktur ein und bilden einen wesentlichen Teil unserer Persönlichkeit. Da Glaubenssätze viel mit persönlichen Werten und deren Wichtigkeit zu tun haben, macht es Sinn, sie im Zuge des Stressmanagements zu reflektieren. Es geht schlicht und einfach darum, herauszufinden, was einem wirklich wichtig ist.

Fragen zur Selbstreflexion

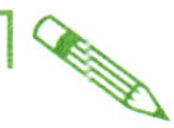

Sie möchten ja einen gesunden Umgang mit Stress lernen und leben. Hand aufs Herz: Was ist Ihnen in Ihrem Leben wirklich wichtig? Welche Werte möchten Sie leben?

Ihre Antwort:

____

Wählen Sie einen der Werte, die Sie oben notiert haben, und bilden Sie daraus einen Satz nach folgendem Muster:

XY … ist für einen gesunden Umgang mit meinem Stress wichtig, weil ich …, damit ich …, immer wenn ich …, obwohl ich …, wenn ich …, ebenso wie …

Landwirt Hannes schrieb beispielsweise:
Zeit für mich ist für einen gesunden Umgang mit meinem Stress wichtig...,
... weil ich ... dann einen guten Ausgleich zur täglichen Arbeit habe,
... damit ich ... meinen Interessen nachgehen kann,
... immer wenn ich ... glaube, alles andere ist wichtiger,
... obwohl ich ... Angst habe, dass der Betrieb ohne mich nicht läuft,
... wenn ich ... zufrieden sein will,
... ebenso wie ... Entspannung.

Welche Gedanken, Menschen, Orte, Erinnerungen bringen Sie zum Lächeln?

Jetzt sind Sie dran!
Füllen Sie die Lücken aus:

______________________ ist für einen gesunden Umgang mit meinem Stress wichtig ...,
... weil ich ... ______________________________ ,
... damit ich ... ______________________________ ,
... immer wenn ich ... ___________________________ ,
... obwohl ich ... ______________________________ ,
... wenn ich ... _______________________________ ,
... ebenso wie ... ______________________________ .

Wenn Sie das nächste Mal das Gefühl haben, Ihr Ziel aus den Augen zu verlieren, dass Sie sich zu wenig darum kümmern, was Ihnen wirklich wichtig ist – dann denken Sie doch an dieses Buch, nehmen sich ein paar Minuten Zeit und werfen einen Blick auf Ihre Notizen. Sie werden sehen: Das hilft.

Raus aus der Erschöpfungsspirale – jetzt!

Nebst professioneller Hilfe von Ärzten, Physiotherapeuten oder Psychologen gibt es zahlreiche einfache Methoden, um Stress zu reduzieren. Werden Sie aktiv und probieren Sie's selbst aus! Sie können an zwei verschiedenen Punkten ansetzen:

1. Bei den Stressoren: „Ich verändere die Umwelt"
Sie können die Summe der Stressoren verringern, indem Sie einige davon ausschalten, reduziern oder vermeiden.

2. Beim Menschen: „Ich verändere mich selbst"
Sie können bei sich selbst ansetzen und stressrobuster werden, indem Sie überdenken, wie Sie die eigene Stresssituation wahrnehmen und bewerten. Dazu mehr weiter hinten im Buch.

Gesunde Ernährung: Ein „Quick win"

Lassen Sie uns an dieser Stelle zunächst auf das Thema „Ernährung" eingehen, denn in diesem Bereich können Sie schnelle Erfolge (einen „Quick win") erzielen. Diese schnellen Erfolge sind wichtig, weil Sie Ihnen Mut machen werden, tiefer gehende und langfristige Veränderungen anzugehen. Vielleicht kennen Sie die Regel: Fange innerhalb von 72 Stunden mit dem ersten Schritt in Richtung deines neuen Ziels an – oder lass es für immer bleiben. Sind Sie bereit? Ja? Dann geht's los: Raus aus dem Hamsterrad – rein in ein Leben voller Energie, Kraft und Sinn!

Bei der Ernährung geht es um zwei Aspekte: Darum, was man isst, und darum, wie man isst. Natürlich sind Currywurst mit Pommes ausgesprochen lecker – doch mit Lebensmitteln, die förderlich für unsere Gesundheit sein sollen, haben leider weder die Currywurst noch die Pommes viel zu tun.

Merke: Wer sich gesund ernähren möchte, sollte bewusst essen. Nehmen Sie sich Zeit und legen Sie für das Essen eine Pause bei der Arbeit ein. Versuchen Sie auf folgende Dinge zu verzichten:

- „kleine Snacks" wie Chips und Flips
- Süßes wie Schokoriegel und Bonbons
- stark Fetthaltiges wie Pizza, Wurst und Aufschnitt
- Fertiggerichte, die nicht nur viel Fett, sondern auch Zucker enthalten
- Alkohol wie Wein, Bier und Schnäpse (viele Kalorien)
- Limonaden und unverdünnte Fruchtsäfte
- Weißmehlprodukte (viele Kalorien, wenig Nährstoffe)

Alles ist erlaubt, wenn das Maß stimmt.

Gönnen Sie sich stattdessen folgende Leckereien:

- Obst wie Äpfel, Weintrauben und Bananen
- Gemüse in allen Variationen
- mageres Fleisch in Maßen (Rindfleisch, Geflügel)
- Fisch
- hochwertige Öle und Fette wie Olivenöl, Walnussöl, Sonnenblumenöl, Kürbiskernöl, Butter in Maßen
- Nüsse und Saaten
- Milch und Milchprodukte
- Vollkornprodukte wie Brot, Brötchen, Nudeln und Reis
- wenn Schokolade, dann mit einem Kakaoanteil von über 70 %
- viel Mineralwasser, leichte Fruchtschorle und Tee

Loslassen: Ein zweiter „Quick win"

Äußerst hilfreich und erleichternd ist es außerdem, das Arbeitspensum und die tägliche Informationsflut zu verringern. Delegieren Sie Aufgaben und konzentrieren Sie sich auf jene, die Ihnen viel Spaß bereiten.
Sie dürfen und sollen sich erlauben,

- Fehler zu machen
- Ihre Zeit großzügiger zu planen

- nicht erreichbar zu sein
- „Nein“ zu sagen
- die eigenen Belastungsgrenzen klar abzustecken und/oder
- Unterstützung in Anspruch zu nehmen

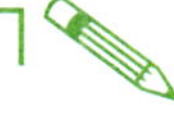

Fragen zur Selbstreflexion

Beobachten Sie sich selbst: Was und wie essen Sie?

Ihre Antwort:

Was werden Sie konkret tun, um sich (noch) gesünder und bewusster zu ernähren?

Ihre Antwort:

Mit Achtsamkeit Stress vermeiden

Landwirt Hannes hat schon ab und zu von Achtsamkeit gehört – die Kraft im Hier und Jetzt. Die Idee faszinierte ihn irgendwie, doch dass ihn das selbst konkret etwas angehen könnte, kam ihm bislang nicht in den Sinn. Als die Landwirtschaftskammer einen Impulsvortrag mit dem Titel *Achtsamkeit im stressigen Alltag* ankündigt, fühlt sich Hannes jedoch angesprochen. Ja, der Alltag in der Landwirtschaft lässt Hannes manchmal kaum durchatmen. Oft missachtet er die Signale des Körpers, der ihm sagt, dass er eine Pause braucht. Manchmal fragt er sich, warum er so schnell im Hamsterrad rennt, dass er nicht einmal fünf Minuten am Tag für sich hat.

Also rafft sich Hannes auf und besucht den Vortrag. Neben hilfreichen Hintergrundinformationen zu dem Thema Achtsamkeit gibt's eine kleine Übung, die draußen im wunderschönen Park stattfindet. Es ist Frühling – die Sonne scheint, – die ersten Vögel zwitschern – und Landwirt Hannes genießt den kurzen Moment der Ruhe. Dann hört er den Satz der Trainerin: „Alles, was ich jetzt und hier in diesem Moment fühle, sehe, fassen kann, höre, rieche und schmecke, ist hier und jetzt, ist in der Gegenwart. Es IST einfach. Die Sonnenstrahlen, die klare Luft, der wolkenlose Himmel, die Vögel, die ich über mir vorbeiziehen sehe, sind jetzt in diesem Moment da."

Um zu verstehen, was damit wirklich gemeint ist, solle er sich auf ein kleines Experiment einlassen. Er solle eine kleine Blume suchen (die Natur im Frühling bietet sich ja gerade an) und ihr seine ganze Aufmerksamkeit schenken. Eine Minute lang einfach nur diese Blume betrachten und beobachten, was mit ihm passiert. Im Augenblick verweilen.

Das Tolle für Hannes: Er muss nichts dabei machen, auch wenn seine Gedanken im Hintergrund nach Aufmerksamkeit rufen und er es gewohnt ist, immer aktiv zu sein, ständig etwas zu tun. Er kann einfach mit dem, was er sieht, sein. Seine Gedanken dürfen kommen und gehen.

Wenn Sie achtsam sind, nehmen Sie sich selbst und Ihre Umwelt bewusst wahr.

Hannes sitzt also gemütlich einfach so da und dann fällt es ihm plötzlich auf: Er ist still – die Blüte ist still – alles ist still, jetzt in diesem Moment. Alles ist. Und wenn er das wahrnehmen kann, ist er ebenfalls still und klar und nicht verloren in seinem Gedankenstrudel. Er ist im Hier und Jetzt. Er ist bewusst da und anwesend.

Hannes denkt: „Jetzt bin ich gerade zufrieden und fühle mich im Moment irgendwie leicht. Schönes Gefühl – das Thema Achtsamkeit."

Achtsamkeit ist nicht nur für das allgemeine Lebensgefühl enorm bereichernd, sondern auch im Berufsleben äußerst wirksam: Denn wenn wir unseren Geist einzig und allein auf den gegenwärtigen Augenblick richten, arbeiten wir nicht nur effektiver – sondern reduzieren gleichzeitig unseren Stress.

Achtsamkeit lässt sich in kleinen Schritten üben. Viele unserer Aufgaben erledigen wir einfach „nebenher", ohne dass wir mit unserer vollen Aufmerksamkeit dabei sind. Oft streben wir an, mehrere Dinge gleichzeitig zu erledigen, wollen möglichst effektiv und zeitsparend arbeiten, um schneller mit allem fertig zu sein. Das Leben wird mitunter zur endlosen „To-do-Liste", die aber nie wirklich abgearbeitet ist. So wandern unsere Gedanken immer umher; hierhin und dorthin – bei dem Thema Achtsamkeit geht es aber um **Singletasking statt Multitasking**.

Warum? Multitasking ist keine zeitsparende Arbeitsweise. Ganz im Gegenteil: Durch die gesplittete Aufmerksamkeit können wir uns nicht mehr fokussieren, werden abgelenkt, machen Flüchtigkeitsfehler und erzielen allenfalls mittelmäßige Resultate. Wir arbeiten effektiver, wenn wir uns jeweils nur auf eine einzige Tätigkeit konzentrieren, also achtsam unsere Aufmerksamkeit auf das Gegenwärtige richten – und nur darauf.

Geschichte zum Thema Achtsamkeit: Das Geheimnis der Zufriedenheit

Es kamen einmal ein paar Suchende zu einem alten Zenmeister. „Herr", fragten sie, „was tust du, um glücklich und zufrieden zu sein? Wir wären auch gerne so glücklich wie du."
Der Alte antwortete mit mildem Lächeln: „Wenn ich liege, dann liege ich. Wenn ich aufstehe, dann stehe ich auf. Wenn ich gehe, dann gehe ich, und wenn ich esse, dann esse ich."
Die Fragenden schauten etwas betreten in die Runde. Einer platzte heraus: „Bitte, treibe keinen Spott mit uns. Was du sagst, tun wir auch. Wir schlafen, essen und gehen. Aber wir sind nicht glücklich. Was ist also dein Geheimnis?"
Es kam die gleiche Antwort: „Wenn ich liege, dann liege ich. Wenn ich aufstehe, dann stehe ich auf. Wenn ich

gehe, dann gehe ich, und wenn ich esse, dann esse ich."
Die Unruhe und den Unmut der Suchenden spürend, fügte der Meister nach einer Weile hinzu: „Sicher liegt auch ihr und ihr geht auch und ihr esst. Aber während ihr liegt, denkt ihr schon ans Aufstehen. Während ihr aufsteht, überlegt ihr, wohin ihr geht, und während ihr geht, fragt ihr euch, was ihr essen werdet. So sind eure Gedanken ständig woanders und nicht da, wo ihr gerade seid. In dem Schnittpunkt zwischen Vergangenheit und Zukunft findet das eigentliche Leben statt. Lasst euch auf diesen nicht messbaren Augenblick ganz ein und ihr habt die Chance, wirklich glücklich und zufrieden zu sein."
(Quelle unbekannt)

Aspekte von Achtsamkeit

Achtsamkeit beruhigt und zentriert uns.
Wir nehmen einfach wahr, was ist, und können damit einen vertieften Kontakt zu uns selbst finden und zu dem, was uns umgibt.

Achtsamkeit lehrt uns, im Augenblick zu leben.
Sie macht uns die Tatsache bewusst, dass unser Leben letztlich aus einer stetigen Folge von Augenblicken besteht.

Achtsamkeit hilft uns, Abstand zu gewinnen.
Wir gehen auf Distanz zu aufsteigenden Gedanken und Gefühlen, die sich ständig in unser Bewusstsein schieben.

Achtsamkeit können Sie überall leben.
Die Devise heißt: einen kurzen Augenblick innehalten und beobachten, was Sie in diesem Moment denken, fühlen ... Das geht an der Supermarktkasse genauso gut wie beim Zähneputzen. In diesen kleinen Achtsamkeitsmomenten werden Sie ruhiger, konzentrierter und gelassener.

Fragen zur Selbstreflexion
Wie leben Sie Achtsamkeit in Ihrem Alltag?

Ihre Antwort:

Was werden Sie heute noch konkret tun, um achtsamer und entspannter im Hier und Jetzt zu sein?

Ihre Antwort:

Veränderungen meistern

Hannes hat in seinem Leben schon viele Krisen und Veränderungen gemeistert. Zum einen kam die gemeinsame Tochter Hannah zwei Monate zu früh zur Welt. Damals verbrachten seine Frau Sabine und er viel Zeit im Krankenhaus – Sabines positive Einstellung half beiden, die tägliche Achterbahnfahrt der Gefühle gut zu bewältigen. In den schlaflosen Nächten befasste er sich viel mit dem Thema Veränderungen im Allgemeinen, und zog – vereinfacht gesagt – folgende Schlüsse:

- Veränderungen bringen neue Dinge mit sich, mit denen wir erst lernen müssen umzugehen
- Neues wirkt oft bedrohlich, weil wir nicht einschätzen können, welche möglichen Gefahren damit verbunden sind
- Unsere Vorsicht und Angst bei Veränderungen sind vollkommen natürlich, denn sie sichern unser Überleben

- Wer aktiv mit seinen Gefühlen umgeht, lernt, Veränderungen als etwas Positives zu erkennen, daraus resultierende Gefühle zu steuern und das Beste aus der Situation zu machen

Es gibt Veränderungen, die von außen kommen – z. B. dass unsere Regierung die Steuern erhöht. Wie aus heiterem Himmel stehen wir vor der Veränderung – aussuchen konnten wir es nicht. Wirklich nicht?

Viele Menschen fühlen sich tatsächlich wie ein Spielball ihrer Umgebung. Sie haben das Gefühl, dass sie nur noch auf das reagieren können, was um sie herum geschieht. Solche Menschen denken, Veränderungen seien unvorhesehbar, kämen von außen und man könne nichts tun, außer zu reagieren. Diese Menschen fühlen sich fremdgesteuert.

Tatsächlich aber warten manche Menschen mit vielen notwendigen Entscheidungen so lange zu, bis eine Entwicklung oder ein Ereignis von außen auf sie einwirkt. Sie werden erst dann aktiv, wenn sie sich in die Ecke gedrängt fühlen und es nicht mehr anders geht. Im Vorfeld hätte es jedoch unzählige Möglichkeiten gegeben, die Situation selbst aktiv zu gestalten.

Viele Menschen sind jedoch zu ängstlich, zu unachtsam oder zu träge, um die kleinen und großen Signale zu erkennen, mit denen sich Veränderungen ankündigen. Damit vergeben sie sich die Möglichkeit, ihre weitere Zukunft in Ruhe zu planen und aktiv zu gestalten. Doch ignoriert man alle Vorzeichen und hofft, dass alles beim Alten bleibt, kommt irgendwann der Augenblick, in dem die Veränderung tatsächlich wie ein Schicksalsschlag über uns hereinbricht. Dann fühlen wir uns in der Regel überfordert, hilflos und sind verunsichert. Dann haben wir den Eindruck, dass wir keine Wahl hatten, nicht agieren, sondern nur noch reagieren können, dass wir zum Spielball anderer geworden sind.

In Wirklichkeit gibt es aber immer einen Zeitraum, während dessen wir aktiv werden, die Zügel in die Hand nehmen und die Situation selbst verändern können. Der Spruch „Love it – change it – or leave it!“ kann große Wirkung haben, wenn man sich bewusst für „Change!“ entscheidet. Entscheidend ist, dass wir die Vorzeichen wahrnehmen, mit denen sich Veränderungen ankündigen, dass wir für uns die richtigen Schlüsse daraus ziehen und ins Handeln kommen.

„Das Leben ist ein Fluss.
Wenn du es näher betrachtest,
dann wirst du sehen,
dass sich alles
in jedem Augenblick ändert.“

(Drukpa Rinpoche)

Fragen zur Selbstreflexion

Welche Veränderungen haben Ihr bisheriges Leben geprägt?

Ihre Antwort:

Wie haben Sie diese Veränderungen gemeistert?

Ihre Antwort:

Resilienz im Alltag leben

Vielleicht haben Sie schon von dem Thema Resilienz gehört – doch was verbirgt sich hinter diesem Begriff eigentlich?

Kurz: Es gibt Menschen, die an Krisen und Misserfolgen zerbrechen, und andere, die Rückschläge und Niederlagen unbeschadet überstehen. Letztere bezeichnet man als „resilient“, die damit verbundene Fähigkeit als „Resilienz“. Doch was zeichnet diese besonders widerstandsfähigen Menschen konkret aus? Jene Menschen also, die immer wieder aufstehen?

Antworten gibt die so genannte Resilienzforschung, ein Teilbereich der Positiven Psychologie. Zahlreiche Forschungsergebnisse zeigen z. B., dass resiliente Menschen über vielseitige kreative Fähigkeiten und Fertigkeiten verfügen. Dank ihrer Kreativität entwickeln sie neue und ungewöhnliche Lösungswege, um auch in anscheinend ausweglosen Lebenssituationen wieder lebens- und überlebensfähig zu werden. Sie widmen sich ihrer Persönlichkeitsentwicklung durch eine bewusste Weiterentwicklung ihrer positiven Charakterzüge und Emotionen.

Drei Ansätze der Resilienzforschung

Die Pionierin und Entwicklungspsychologin Emmy E. Werner war die erste Forscherin, die das seelische Immunsystem von Kindern in einer Langzeitstudie untersuchte: Sie hat vierzig Jahre lang auf der Hawaii-Insel Kauai Kinder begleitet, die in misslichen sozialen Bedingungen aufwuchsen. Dazu gehörten die wirtschaftliche Notlage der Eltern, psychische Krankheit und Alkoholismus der Eltern, Missbrauch und Vernachlässigung der Kinder sowie Komplikationen bei der Geburt. Diese Kinder waren häufig mehreren Risiken ausgesetzt, was ihre seelische Verwundbarkeit erhöhte.

Wenn Sie bemerken, dass Sie etwas bewegen können, sind Sie belastbarer.

Eine zweite Studie ging der Frage nach, wie sich Kinder aus Scheidungsfamilien im Leben bewähren, da die Scheidung der Eltern für Kinder immer einen besonders großen Familienstressor darstellt. Untersucht wurde daher, wie sich die Zerrüttung der Ehe der Eltern, die nachfolgende Wiederverheiratung eines Elternteils oder beider Elternteile und die Vermischug von Familien (Patchworkfamilien) langfristig auf die Kinder auswirken.

Ein dritter Untersuchungsansatz erforschte Menschen, die durch politische Gewalt und Kriege schwer traumatisiert wurden und die diese Erlebnisse gut bewältigt haben. Dazu gehörten Personen im mittleren Lebensalter, die als Kinder das Konzentrationslager der nationalsozialistischen Diktatur überlebten, oder auch Kinder, deren Mütter im Bürgerkrieg politische Gefangene gewesen waren. Außerdem untersuchte man Jugendliche, die den jüngsten Bürgerkriegen in Afrika, dem Nahen Osten oder in Südostasien ausgesetzt waren.

Die kombinierten Ergebnisse aus diesen drei Längsschnittstudien zeigen Erstaunliches: Zwei Drittel aller Kinder und Jugendlichen blieb der Zugang in ein erfolgreiches Leben vorerst verschlossen. Sie hatten Schul- und Drogenprobleme, zeigten massive Lern- und Verhaltensprobleme (sie wurden z. B. äußerst aggressiv) und wurden bis zum Alter von 18 Jahren straffällig und/oder psychisch krank.

Doch ein Drittel dieser Risikokinder entwickelte bestimmte Eigenschaften und Strategien, die es ihnen erlaubten, nicht an den Umständen zu zerbrechen, sondern daran zu wachsen. Man bezeichnete sie als resilient. Sie entwickelten sich zu kompetenten, selbstbewussten und fürsorglichen Erwachsenen, zeigten als Kinder oder als Jugendliche keine Lernschwierigkeiten oder Verhaltensdefizite. Sie schlossen die Schule erfolgreich ab, kamen mit ihrem privaten und gesellschaftlichen Leben gut zurecht und schätzten ihre schulischen und beruflichen Ziele und Erwartungen realistisch ein.

Im Alter von 40 Jahren war keines dieser „resilienten“ Risikokinder arbeitslos oder auf staatliche Fürsorge angewiesen und keines war mit dem Gesetz in Konflikt geraten. Scheidungsrate, Sterblichkeitsrate und die Anzahl chronischer Gesundheitsprobleme lagen bei den resilienten Menschen im mittleren Lebensalter niedriger als bei den gleichaltrigen Personen gleichen Geschlechts. Außerdem waren ihre Leistungen im schulischen und beruflichen Bereich denjenigen gegenüber, die in einem sichereren und stabileren häuslichen Umfeld aufgewachsen waren, vergleichbar oder sogar überlegen.

Drei Arten von Resilienzfaktoren

Insgesamt identifizierten die Forscher drei grundsätzliche Arten von Resilienzfaktoren, die den Jungen und Mädchen halfen, ihre widrigen Lebensumstände gut zu überwinden:

1. Schutzfaktoren des Menschen

Diese Kinder riefen als Kleinkinder bei den sie betreuenden Personen positive Reaktionen hervor. Sie wurden als liebevoll, anschmiegsam, freundlich, „pflegeleicht“ und aktiv beschrieben. Unabhängige Beobachter schätzten sie im Alter von 2 Jahren als angenehm, fröhlich, freundlich, aufgeschlossen und gesellig ein. Diese Kinder waren in ihrer gesamten Entwicklung weiter und konnten sich selbst besser helfen als diejenigen gleichaltrigen Kinder, die später Schwierigkeiten im Leben hatten.

Die resilienten Kinder zeigten im Schulalter bessere Testergebnisse hinsichtlich der Fertigkeiten in der Lösung praktischer Probleme. Sie konnten auch besser lesen als diejenigen, die später Lernschwierigkeiten oder Verhaltensprobleme entwickelten. Außerdem hatten die resilienten Kinder die besondere Gabe, stolz auf sich sein zu können (hohes Selbstwertgefühl), und sie halfen bereitwillig anderen Menschen, die Hilfe brauchten (Hilfsbereitschaft).

Im Jugendalter hatten diese Risikokinder den Glauben an die eigene Wirksamkeit entwickelt und waren davon überzeugt, dass sie Probleme, mit denen sie konfrontiert waren, durch ihr eigenens Handeln bewältigen konnten (Selbstwirksamkeit). Im Vergleich zu denjenigen ihrer Altersgenossen, die ihre Probleme nicht bewältigen konnten, waren ihre schulischen und beruflichen Pläne realistischer und ihre Erwartungen an ihr zukünftiges Leben höher.

2. Schutzfaktoren der Familie

Die untersuchten resilienten Menschen hatten schon früh in ihrem Leben die Gelegenheit, eine enge Bindung an eine Bezugsperson zu knüpfen, die stark und emotional stabil war und sensibel auf die Bedürfnisse des Kindes eingehen konnte. Diese Bezugspersonen kamen z. B. aus dem Umfeld der Kinder (Großeltern, ältere Geschwister, Onkel und Tanten).

Resilienzkinder scheinen ein besonderes Geschick zu haben, solche „Ersatzeltern" für sich zu gewinnen. Resiliente Jungen stammten meistens aus Familien, in denen eine männliche Person als Identifikationsmodell und Bezugsperson dienen konnte. Außerdem wurden diese Jungen immer wieder ermutigt, ihre Gefühle zum Ausdruck zu bringen. Resiliente Mädchen kamen vorwiegend aus Familien, in denen Unabhängigkeit eine große Rolle spielte und in der eine weibliche Bezugsperson Unterstützung anbot. Außerdem waren viele dieser Familien religiös, was ihrem Leben einen Sinn und zusätzliche Stabilität verlieh.

3. Schutzfaktoren des Umfeldes

Wenn die als resilient bezeichneten Menschen als Jugendliche emotionale Unterstützung suchten oder einen Rat in besonders schwierigen Zeiten brauchten, verließen sie sich vorwiegend auf Gleichaltrige oder Ältere in ihrem eigenen Umfeld. Dies konnten Lieblingslehrer sein, fürsorgliche Nachbarn, Eltern eines Freundes oder einer Freundin, ältere Betreuer, Pfarrer oder Leiter von Jugendgruppen. Diese Personen dienten ihnen dann häufig als positives Rollenmodell.

Erkenntnisse dieser Art relativieren die Annahme, dass schlechte Erfahrungen das gesamte weitere Leben prägen und der Mensch seinem Schicksal hilflos ausgeliefert ist. Die heutige Resilienzforschung geht davon aus, dass jeder Mensch gewisse Resilienzfaktoren mitbringt. Diese Faktoren machen uns widerstandsfähig – und sie können auch im Erwachsenenalter gezielt entwickelt, erweitert und trainiert werden. Diese Erkenntnisse stimmen uns zuversichtlich: Sie führen uns vor Augen, dass nicht alles im Leben vorbestimmt ist, dass das „Schicksal“ nicht unausweichlich und die eigene Biografie keine reine Glücks- oder Pechsache ist.

Nehmen Sie sich Zeit zum Denken! Menschen müssen reflektieren.

Die sieben Säulen der Resilienz

Wir haben gesehen, dass Resilienz eine Fähigkeit ist, die man erlernen kann. Kinder erwerben sie in den ersten zehn Jahren ihres Lebens. Doch auch als Erwachsener kann man die zugrunde liegenden Fähigkeiten und Schutzfaktoren systematisch stärken. Man unterscheidet sieben Säulen der Resilienz, die wir im Folgenden kurz erläutern möchten.

1. Optimismus

Resiliente Menschen erkennen, dass aus einer Krise etwas Gutes entstehen kann. Sie nutzen ihren Optimismus, um ihre eigenen Ressourcen effektiv und zielgenau einzusetzen. Bestimmte Sichtweisen haben sich als gesundheitsförderlich erwiesen. Wer beispielsweise glaubt, wichtige Ereignisse im Leben selbst beeinflussen zu können, wer seine Gedanken und sein Leben versteht und als sinnvoll betrachtet, wer sich nicht anderen Menschen ausgeliefert fühlt, sich nicht als Opfer sieht, und wer Belastungen auch mit Humor nehmen kann, wird seltener krank und schneller gesund.

„Willst du den Körper behandeln, musst du zunächst die Seele heilen.“

(Platon)

Fragen zur Selbstreflexion

Wie optimistisch schätzen Sie sich selbst ein? Und wie würde Ihr bester Freund / Ihre beste Freundin Ihre Antwort kommentieren?

Ihre Antwort:

---

2. Niederlagen akzeptieren

Resiliente Menschen erkennen und akzeptieren die Krise und ihre Auswirkungen. Sie nutzen ihre Energie für das jetzt Machbare, das Neue. Die Akzeptanz ist die Grundvoraussetzung, um die Krise erfolgreich zu bewältigen.

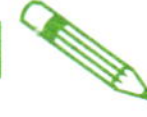

Fragen zur Selbstreflexion

Können Sie Altes loslassen und sich auf neue Situationen einlassen?

Ihre Antwort:

---

3. Auf Lösungen fokussieren

Resiliente Menschen suchen nach Lösungen. Die Lösungsorientierung hängt weitgehend von der persönlichen Einstellung ab. Wichtig ist dabei, welche Erwartungen Betroffene an die Zukunft haben und wie ihre weiteren Ziele aussehen.

Fragen zur Selbstreflexion

Würden Sie sich eher als problem- oder als lösungsorientiert charakterisieren?

Ihre Antwort:

Gibt es Situation, in denen es Ihnen besonders gut gelingt, sich auf die Lösungen zu fokussieren und entsprechend zu handeln?

Ihre Antwort:

Welchen Schritt werden Sie als Nächstes unternehmen, um gute Lösungen zu erreichen?

Ihre Antwort:

---

4. Die Opferrolle verlassen

Resiliente Menschen legen die Aufmerksamkeit in Krisen in erster Linie auf sich selbst. Statt in die Opferrolle zu fallen, setzen sich resiliente Menschen aktiv mit bestehenden Situationen auseinander und versuchen, sie zu ihren Gunsten zu verändern.

Geschichte zum Thema Opferolle: Die Todesliste des Bären

Große Aufregung im Wald! Es geht das Gerücht um, der Bär habe eine Todesliste erstellt.
Alle fragen sich, wer denn nun da drauf steht. Als Erster nimmt der Hirsch allen Mut zusammen, geht zum Bären und fragt ihn: „Entschuldige Bär, eine Frage: Steh' ich auch auf deiner Liste?" „Ja", sagt der Bär, „du stehst auch auf meiner Liste." Voller Angst dreht sich der Hirsch um und läuft weg. Und tatsächlich, nach zwei Tagen wird der Hirsch tot aufgefunden.
Die Angst bei den Waldbewohnern steigt immer mehr und die Gerüchteküche auf die Frage, wer denn nun auf der Liste steht, brodelt.
Das Wildschwein ist das nächste Tier, dem der Geduldsfaden reißt und das den Bären aufsucht, um ihn zu fragen, ob es auch auf der Liste stehen würde. „Ja, auch du stehst auf meiner Liste", antwortet der Bär. Verschreckt verabschiedet sich das Wildschwein vom Bären. Auch das Wildschwein findet man nach zwei Tagen tot auf.
Nun bricht Panik bei den Waldbewohnern aus. Nur der Hase traut sich noch zum Bären. „Hey Bär, steh' ich auch auf deiner Liste?" „Ja, auch du stehst auf meiner Liste!"
„Kannst du mich da streichen?"
„Ja klar, kein Problem!"
(Autor unbekannt)

Fragen zur Selbstreflexion

Gibt es eine Situation, bei der Sie JETZT aus der Opferrolle aussteigen und Ihr Schicksal aktiv selbst in die Hand nehmen werden?

Ihre Antwort:

____

Welches wird Ihr erster Schritt sein?

Ihre Antwort:

---

5. Verantwortung übernehmen

Resiliente Menschen handeln proaktiv und übernehmen die Verantwortung für das eigene Leben.

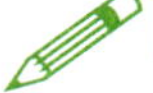

Fragen zur Selbstreflexion

In welcher Situation können und möchten Sie wieder Eigenverantwortung übernehmen?

Ihre Antwort:

Welches wird Ihr erster Schritt sein?

Ihre Antwort:

---

6. Neue Netzwerke aufbauen

Resiliente Menschen haben in den meisten Fällen ein großes und tragfähiges soziales Netzwerk. Sie haben immer jemanden, der ihnen zuhört und ihnen dabei behilflich ist, eine Lösung für die unterschiedlichsten Probleme zu finden. Sozial eingebunden zu sein und Geborgenheit zu spüren – das gibt Rückhalt. Intakte, menschliche Netzwerke sind für alle Menschen enorm wichtig. Bei chronischem Stress sind Freunde, Partner und Familienangehörige oft Trostspender. Personen in einem guten sozialen Netzwerk erkranken deutlich seltener und leben länger als Menschen ohne soziale Geborgenheit.

Geschichte zum Thema Netzwerke: Die sinkende Insel mit den Gefühlen

Vor sehr langer Zeit gab es einmal eine wunderschöne kleine Insel. Auf dieser Insel waren alle Gefühle der Menschen zu Hause: der Humor, die gute Laune, die Traurigkeit, die Einsamkeit, das Glück, das Wissen und all die vielen anderen Gefühle. Und natürlich auch die Liebe.

Eines Tages wurde den Gefühlen überraschend mitgeteilt, dass die Insel bald sinken würde. Also bauten alle Gefühle Schiffe, um die Insel zu verlassen. Nur die Liebe wollte bis zum letzten Augenblick warten, denn sie hing sehr an der schönen kleinen Insel.

Dann begann die Insel langsam zu sinken. Die Liebe bat die anderen Gefühle um Hilfe.

Als der Reichtum mit seinem sehr luxuriösen Schiff die Insel verließ, fragte ihn die Liebe: „Reichtum, kannst du mich bitte mitnehmen?" „Nein, kann ich nicht. Auf meinem Schiff habe ich sehr viele Edelsteine, Gold und Diamanten. Da ist kein Platz mehr für dich."

Also fragte die Liebe den Stolz, der auf seinem wunderbaren Schiff vorbeikam. „Stolz, kannst du mich mitnehmen?" „Ich kann dich nicht mitnehmen, Liebe", antwortete der Stolz. „Hier ist alles perfekt und du könntest mein schönes Schiff beschädigen."

Dann fragte die Liebe die Traurigkeit: „Bitte Traurigkeit, nimm du mich mit." „Oh Liebe", sagte die Traurigkeit, „ich bin so traurig, dass ich allein bleiben muss."

Als die gute Laune vorbeikam, war diese so zufrieden und ausgelassen, dass sie nicht einmal hörte, dass die Liebe ihr zurief.

Plötzlich aber rief eine Stimme: „Komm Liebe, ich nehme dich mit." Die Liebe war so dankbar und so glücklich, dass sie ganz und gar vergaß, ihren Retter nach seinem Namen zu fragen.

Später fragte die Liebe das Wissen: „Wissen, kannst du mir vielleicht verraten, wer mich da auf seinem Schiff mitgenommen hat?" „Das war die Zeit", antwortete das Wissen. „Die Zeit?" fragte die Liebe erstaunt. „Warum hat mir die Zeit geholfen?" Und das Wissen antwortete: „Weil nur die Zeit versteht, wie wichtig die Liebe im Leben ist."

(Verfasser unbekannt)

Um befriedigende Beziehungen zu pflegen, ist es wichtig,

- Kontakte wichtig zu nehmen
- anderen Menschen mit Interesse zu begegnen

- sich selbst zu öffnen und auch Schwächen zuzugeben
- bei Problemen um Hilfe zu bitten
- sich abgrenzen zu können und auch mal „Nein!“ zu sagen sowie
- sich Zeit für Freunde und Familie zu nehmen

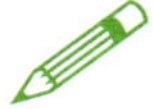

Fragen zur Selbstreflexion

Welche Menschen in Ihrem sozialen Umfeld entziehen Ihnen Energie und Kraft?

Ihre Antwort:

____

Welche Beziehungen möchten Sie reduzieren und wie sieht Ihr erster Schritt dahin aus?

Ihre Antwort:

____

Wer in Ihrem sozialen Umfeld gibt Ihnen Energie und Kraft?

Ihre Antwort:

____

Welche Beziehungen möchten Sie ausbauen und wie sieht Ihr erster Schritt dahin aus?

Ihre Antwort:

____

7. Die eigene Zukunft planen und gestalten

Resiliente Menschen sehen, dass es immer Wahlmöglichkeiten, mehrere Ziele und verschiedene Optionen gibt. Wird die Zukunft entsprechend der eigenen Möglichkeiten geplant, bleibt sie beherrschbar. Neue Krisen können dann in den meisten Fällen in Eigenregie bewältigt werden.

„Das Leben birgt viele Umwege in sich.
Die Kunst besteht darin,
dabei die Landschaft zu bewundern.“
(Aus dem ZEN-Buddhismus)

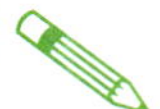

Fragen zur Selbstreflexion

Welches ist Ihr nächstes Ziel?

Ihre Antwort:

Welches wird Ihr erster Schritt in Richtung auf dieses Ziel sein?

Ihre Antwort:

Resiliente Menschen akzeptieren Fehlschläge und eigenes Scheitern. Sie versuchen in den Misserfolgen den Sinn und eine persönliche Herausforderung zu finden. Sie haben einen Mechanismus entwickelt, sich zu schützen und Probleme ganzheitlich zu lösen. Wie alle Menschen haben auch resiliente Menschen Ängste oder Zweifel. Sie haben aber gelernt, sich davon nicht überwältigen zu lassen.

Tipps für mehr Resilienz

Reflektieren Sie Ihre bisherigen Krisen!
Durch Selbstreflexion lernen Sie, welche Herausforderungen Sie bereits in Ihrem Leben bewältigt haben. Sie entdecken, wie und vor allem dass Sie schwierige Situationen meistern können, weil Sie dies bereits vielfach getan haben. Durch Ihre Analyse werden Sie deutlich sehen, welche Stärken Sie bereits in sich tragen, um aus Krisen gestärkt hervorzugehen.

„Wenn man alles,
was einem begegnet,
als Möglichkeit zu innerem Wachstum ansieht,
gewinnt man an Stärke."

(Milarepa)

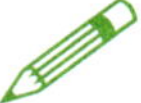

Fragen zur Selbstreflexion
Welches sind Ihre persönlichen Stärken, mit denen Sie Krisen meistern werden?

Ihre Antwort:

Schreiben Sie sich alles von der Seele!
Viele Menschen empfinden das Schreiben als heilsamen Prozess. Schreiben hilft, mit einer Krise oder einem Schicksalsschlag fertig zu werden. Beim Schreiben sortiert man die eigenen Gedanken und Gefühle. Man macht sich diese bewusst – und sieht danach klarer als zuvor.

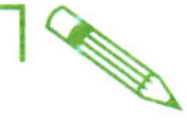

Fragen zur Selbstreflexion
Welche Situation möchten Sie sich von der Seele schreiben?

Ihre Antwort:

Schreiben Sie jetzt alles zu der Situation, die Sie gewählt haben, auf. Ihr Kopf wird frei. Anschließend verbrennen Sie den Zettel! Die Probleme sind nichts als Schall und Rauch – und es gibt wieder Platz für Neues.

Selbstwirksamkeit erleben

Eng mit der Resilienz ist das Konzept der sogenannten Selbstwirksamkeit verbunden. Der Begriff „Selbstwirksamkeit" beschreibt in der Psychologie die subjektive Gewissheit, neue oder schwierige Anforderungen souverän bewältigen zu können. Diese Fähigkeit beruht auf bereits durchlebten Erfahrungen. Weiterhin bedeutet Selbstwirksamkeit, dass jemand überzeugt ist, durch eigenes Handeln Dinge verändern zu können. Menschen mit einer hohen Selbstwirksamkeit gehen davon aus, dass sie die Dinge schon richtig machen werden. Sie engagieren sich intensiv, um ein gutes Ergebnis zu erzielen. Sie glauben an sich und ihre Fähigkeiten.

Geprägt hat den Begriff Selbstwirksamkeit Ende der 1970er-Jahre der kanadisch-amerikanische Psychologe Albert Bandura. Bandura spricht von vier Grundlagen der Selbstwirksamkeit, die wir im Folgenden kurz erläutern werden.

1. Direkt selbst erfahren, etwas erreicht zu haben

Eigene Erfahrungen sind für den Ausbau der Selbstwirksamkeit sehr wichtig. Wer wiederholt die Erfahrung gemacht hat, schwierige Aufgaben lösen zu können, traut sich dies auch in der Zukunft zu. Von besonderer Bedeutung sind dabei „Fragezeichen-Aufgaben". Sie entstehen dann, wenn eine Person mit einer Situation oder Aufgabe konfrontiert wird, von der sie zunächst nicht weiß, wie sie sie lösen soll. Gelingt es schließlich, die Aufgabe aufgrund eigener Anstrengungen oder mit selbstorganisierter Unterstützung zu lösen, dann steigt das Vertrauen in die eigene Kompetenz, in die Fähigkeit, für komplexe Aufgaben Lösungsstrategien entwerfen und diese umsetzen zu können.

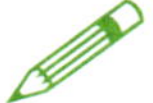

Fragen zur Selbstreflexion

Welche Situationen haben Sie in der Vergangenheit mit einer guten Portion Selbstwirksamkeit gelöst?

Ihre Antwort:

---

2. Beobachten, dass andere Personen, die einem möglichst ähnlich sind, etwas erreicht haben

Beobachtet jemand, dass andere durch eigene Anstrengungen schwierige Aufgaben lösen können, kann das das eigene Vertrauen stärken, solche Aufgaben auch selbst bewältigen zu können – vorausgesetzt, die beobachtende Person erkennt zwischen sich und der Person, die die Aufgabe löste, gewisse Ähnlichkeiten wie zum Beispiel ähnliche Prägungen, biografische Anknüpfungspunkte, vergleichbare Vorerfahrungen sowie Übereinstimmungen in der Persönlichkeitsstruktur und im sichtbaren Verhalten. Denn nur, wenn die beobachtende

Person sich selbst ähnliche Kompetenzen zuschreibt wie der Person, die sie beobachtet, entsteht bei ihr das Gefühl „Wenn der oder die das kann, dann kann ich das auch!“

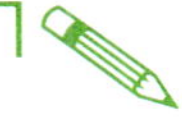

Fragen zur Selbstreflexion

Welche Menschen sind Ihnen ähnlich und haben ähnliche Situationen / Umstände bereits erfolgreich gemeistert?

Ihre Antwort:

---

3. Durch andere Menschen ermutigt werden: „Ich weiß, dass du das kannst!“

Auch durch einen ermutigenden Zuspruch anderer Personen gewinnen Menschen Vertrauen in ihre Fähigkeiten. Aber nur dann, wenn sie den Zuspruch als begründet erfahren. Außerdem müssen sie der Person, die ihnen eine positive Rückmeldung gibt, auch tatsächlich die Fähigkeit zuschreiben, ihre Kompetenz beurteilen zu können. Bemerkungen wie „Du schaffst das schon!“ bringen deshalb wenig. Positiv auf die Selbstwirksamkeit wirkt sich vielmehr die Gewissheit aus, auf die fachliche oder emotionale Unterstützung anderer zurückgreifen zu können.

Fragen zur Selbstreflexion

Welche Menschen geben Ihnen Zuspruch und glauben an Sie?

Ihre Antwort:

---

4. Körperliche Reaktionen auf emotionale Erregungen positiv interpretieren

Menschen ziehen aus ihren Emotionen und den daraus folgenden körperlichen Reaktionen (z. B. Schweißausbrüche oder Herzrasen) Rückschlüsse auf ihre Fähigkeiten. Solche Signale werden häufig negativ gedeutet – „Diese Aufgabe kann ich unter keinen Umständen lösen" –, obwohl die tatsächliche Machbarkeit noch gar nicht analysiert wurde. Im Extremfall geraten die Betroffenen in Panik und ein rationales Herangehen an die Aufgabe ist nicht mehr möglich. Daher ist es wichtig, die Ursachen der eigenen Emotionen und die dadurch entstehenden physiologischen Reaktionen analysieren zu können. Daraus lässt sich dann ableiten, ob diese der Situation oder Aufgabenstellung angemessen sind oder ob es sich in Wahrheit nur um eine erste Schreck- beziehungsweise Überreaktion handelt.

Selbstwirksamkeit hat viel mit Selbstreflexion zu tun. Wer Stresssituationen entschärfen möchte, kann sich folgende zwei Fragen von Zeit zu Zeit stellen:

Geschichte zum Thema Selbstwirksamkeit: Die neue Stelle am Königshof

Es war einmal ein König, der einen wichtigen Posten an seinem Hof zu vergeben hatte. Er ließ die besten Männer seines Landes zu sich kommen und stellte ihnen eine Aufgabe. Dazu führte er sie zu einem Tor auf seiner Burg, an dem ein riesiges, kompliziertes Schloss angebracht war.

Keiner von den Männern hatte jemals ein solches Schloss gesehen. Der König sprach zu den Auserwählten: „Seht her, das ist das größte und komplizierteste Schloss in meinem Königreich. Wer es schafft, das Tor zu öffnen, wird den Posten bekommen!"

Einige Männer gaben bereits beim Anblick des Schlosses auf. So gerne sie auch den Posten gehabt hätten, so sicher waren sie, dass es sich nicht öffnen lässt.

Die anderen sahen sich das Schloss genau an, beratschlagten, diskutierten und kamen zu keiner Lösung.

Darauf trat einer von den Männern vor, ging zum Schloss, zog, rüttelte daran und versuchte es zu bewegen. Dann zog er kräftig am Tor und siehe da – das Tor öffnete sich. Denn es war gar nicht mit dem Schloss verschlossen, sondern nur angelehnt.

„Du sollst den Posten erhalten“, sprach der König. „Analysieren und diskutieren ist schön und gut, aber man muss auch handeln.“

(Autor unbekannt)

1. Bin ich mir selber gegenüber aufrichtig und offen?
Oder anders gefragt: Bringe ich meine Sorgen, Ängste und Probleme auf den Tisch? Suche ich mir einen Gesprächspartner? Wer ist mein Gesprächspartner?

2. Kann ich um Hilfe und Entlastung bitten?
Oder anders gefragt: Kann ich mir eingestehen, wenn ich mich überfordert fühle? Habe ich das Gespür, wann es an der Zeit ist, mir Entlastung zu holen?

Entspannung beginnt im Kopf

Irgendwo hat Hannes gelesen, dass man sich schon mit einfachen Mitteln aktiv entspannen könne. Er weiß, dass es eine Art Drahtseilakt ist, die richtige Balance zwischen Anspannung und Entspannung zu finden.

Tatsächlich ist der Arbeitsalltag in der Landwirtschaft oft bis in die Abendstunden anstrengend. Das bisschen Freizeit – „Feierabend“ – bedeutet in der Regel: Rauf aufs Sofa, den Fernseher anschalten und ein Glas Bier trinken. In der Tat entspricht diese Feierabendgestaltung der landläufigen Vorstellung davon, wie man am besten abschaltet und entspannt. Sicher: Es ist nichts dagegen einzuwenden, nach einem anstrengenden Arbeitstag die Beine hochzulegen. Doch wahre Entspannung hat wenig mit Erschlaffung zu tun. Und Alkohol scheint zwar kurzfristig beim Entspannen zu helfen, kann jedoch zu gefährlichen Abhängigkeiten führen. Echte Entspannung ist vielmehr ein aktiver Prozess, den man jederzeit beginnen kann. Am besten gleich jetzt.

Entspannung beginnt dort, wo man abschaltet und Kraft tankt: Musik hören, lesen, spazieren gehen, Sport treiben, seinem Hobby nachgehen oder sich einfach nur auf den Boden legen – all diese Dinge verfügen über ein nicht zu unterschätzendes Entspannungspotenzial.

Im Allgemeinen gilt, dass äußere und innere Ruhe beste Voraussetzungen zum Gelingen von Entspannungsübungen sind. Der Übungsort sollte möglichst ruhig und nicht zu kühl sein. Um störungsfrei zu entspannen ist es gut, Familienmitglieder zu informieren und um Verständnis zu bitten, dass für die Übung Ruhe benötigt wird.

Menschen brauchen unterschiedliche Methoden um zu entspannen.

Sie sollten darauf achten, die Übungen nicht direkt vor wichtigen Ereignissen zu absolvieren, da diese ihre Schatten – oder besser gesagt: ihre Unruhe – vorauswerfen und es Ihnen erschweren, abzuschalten. Zudem ist es hilfreich, wenn die Übungen einen festen Platz in Ihrem Tagesablauf einnehmen. Nur wer regelmäßig bewusst entspannt, kann langfristig mehr Gelassenheit und Ruhe finden.

Aktive, nachhaltige Entspannungsmethoden

- schulen unsere Körperwahrnehmung
- lösen Verspannungen und beruhigen unseren Geist
- helfen uns, gelassener und zufriedener zu werden
- beugen psychosomatischen Beschwerden wie Spannungskopfschmerzen, Herz- oder Kreislaufstörungen vor
- helfen uns, mit chronischen Beschwerden besser umzugehen und
- können als Akuthilfe in Stresssituationen dienen

Im Folgenden stellen wir Ihnen einige Methoden vor, die Körper, Geist und Seele wieder ins Gleichgewicht bringen können.

Autogenes Training

Mit Autogenem Training nutzen Sie die Kraft der Gedanken für mehr Ruhe und Entspannung. Mit Ihren Gedanken stellen Sie Ihren Körper auf Entspannung ein. Entwickelt hat die Methode der Nervenarzt Professor Johannes H. Schultz in den 1930er-Jahren.

Autogenes Training entspannt nicht nur, sondern beruhigt auch den Kreislauf, steigert die Konzentrationsfähigkeit und schafft einen klaren Kopf. Die gedankliche Konzentration auf einzelne Körperteile beeinflusst das vegetative Nervensystem positiv und die Anspannung sinkt. Sie werden gelassener und können auch schwierige Situationen besser meistern. Auch bei psychischen Störungen wie Depressionen oder Ängsten hat sich Autogenes Training als hilfreich erwiesen.

Progressive Muskelentspannung

Wenn wir unter Stress stehen, spannen wir oft unwillkürlich unnötig Muskeln an. Das führt zu Verspannungen und oft auch zu Schmerzen. Mit der Progressiven Muskelentspannung lernen Sie, solche Verspannungen zu erkennen und aufzulösen. Die Entspannungsmethode wird auch Progressive Muskelrelaxation genannt. Der amerikanische Physiologe Edmund Jacobson hat sie in den 1930er-Jahren entwickelt. Progressiv heißt sie, weil sie abschnittsweise (Englisch: progressive) verschiedene Muskelgruppen einbezieht.

Tai-Chi und Qigong

Tai-Chi und Qigong sind zwei meditativen Bewegungsformen, die bei uns in der westlichen Welt immer beliebter werden. Sie stammen aus der traditionellen chinesischen Medizin und verbinden Konzentration mit Körper- und Atemübungen. Das Prinzip von Tai-Chi und Qigong ist das Gleichgewicht von Yin und Yang. Yin und Yang bedeutet die Harmonie der Gegensätze, das Ineinandergreifen des weiblichen und des männlichen Prinzips. Wir kennen als Symbol den Kreis mit den zwei gleich großen ineinander verschlungenen Flächen in Weiß und Schwarz.

Qigong bedeutet: Lebensenergie trainieren. Qi ist in der traditionellen chinesischen Medizin die Lebensenergie. Gong ist die Arbeit oder sich wiederholende Übung. Nach der chinesischen Medizin ist nur dann ein Mensch gesund, wenn diese Gegenpole vereinigt sind und die Lebensenergie Chi ungehindert durch seinen Körper fließen kann. Qigong kann Blockaden aufheben und Energie wieder fließen lassen. Nach dieser Lehre erhält die Arbeit am Qi das Gleichgewicht der Kräfte im Yin und Yang oder stellt sie wieder her.

Klar, vieles klingt exotisch. Aber probieren Sie's einfach aus! Neue Erfahrungen können bereichern.

Tai-Chi ist eine Art der Meditation in Bewegung. Fließende Bewegungen, die aufrechte Haltung und ein tiefer, ruhiger Atem – das sind die Komponenten dieser meditativen Kampfkunst aus China. Tai-Chi baut innere Energie (Chi) auf und bringt diese auf den Meridianen (Energiebahnen) im Körper des Menschen wieder zum Fließen. Gleichzeitig werden Muskeln und Gelenke gelockert, der Atem geht tief in den Bauch, der Kopf wird frei und die innere Kraft wird gestärkt.

Yoga

Yoga ist ein Teil der traditionellen indischen Heilkunde, dem Ayurveda. Diese Lehre sieht einen engen Zusammenhang zwischen Körper, Geist und Seele. Yoga wird in unterschiedlichen Formen gelehrt. Mit bestimmten Körperstellungen, Atem-, Meditations- und Entspannungsübungen aus dem Yoga lernen Sie, Ihren Körper und Ihre inneren Prozesse besser wahrzunehmen. Außerdem gibt Yoga Impulse für eine gesunde Lebensführung. Wer Yoga regelmäßig ausübt, kann stressbedingten Problemen wie Bluthochdruck, Magenbeschwerden oder Kopfschmerzen entgegenwirken.

Yoga fördert die Konzentrationsfähigkeit und die innere Ausgeglichenheit. Menschen, die unter Rückenschmerzen leiden, profitieren besonders von den Körperübungen, Asthmakranke von den Atemübungen.

Imaginative Methoden

Fantasiereisen oder Imaginationen (Vorstellungen) vertiefen Entspannungszustände und sind oft mit anderen Techniken verknüpft. Durch das Vorlesen einer Geschichte wird die Fantasie angeregt und der Mensch wird spielerisch in andere Wirklichkeiten mitgenommen. Fantasiereisen lassen Menschen in fremde Welten eintauchen und bieten die Möglichkeit, Abstand zum Alltagsstress zu gewinnen. Probleme verlieren an Bedeutung und Anspannungen können leichter gelöst werden. Durch die Vorstellung von langen Spaziergängen am Strand, faszinierenden Bergpanoramen oder farbenfrohen Sonnenaufgängen werden positive Gefühle und Kräfte geweckt. Diese Bilder entstehen nicht zufällig, sondern werden durch die Fantasiereisen bewusst und aktiv herbeigeführt.

Meditation

Die Meditation hat ihren Ursprung in der Religion. Meditative Praktiken dienen aber heutzutage auch der Entspannung und Reduzierung von Stress. Dabei können verschiedene Schwerpunkte gesetzt werden. Man versucht alle Gedanken zur Ruhe kommen zu lassen und beachtet in der Stille alle körperlichen und geistigen Vorgänge. Die Konzentration liegt auf dem Atem, der bei regelmäßiger Meditation ruhiger und tiefer wird und so Geist und Körper entspannt und die Konzentrationsfähigkeit erhöht.

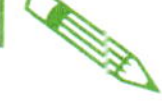

Fragen zur Selbstreflexion

Welche Entspannungsmethode spricht Sie spontan an?

Ihre Antwort:

___

Wo erhalten Sie weitere Informationen zu dieser Methode?

Ihre Antwort:

___

Welches wird Ihr nächster Schritt sein?

Ihre Antwort:

___

Blitzentspannungsübungen ausprobieren

Hannes ist schon ganz neugierig darauf, wie er einfach mal zwischendurch entspannen kann. Er probiert zwei Impulse zum Entspannen aus, die er ohne große Vorbereitung durchführen kann.

Ganz einfach: atmen und richtig seufzen

Wenn wir angespannt sind, atmen wir oft flach und hastig. Dem Körper mangelt es an Sauerstoff. Daher ist die Bauchatmung eine Möglichkeit, uns wieder mit viel Sauerstoff zu versorgen. Legen Sie sich einfach auf den Rücken, stellen Sie die Beine auf und legen Sie Ihre Hände so auf den Bauch, dass sich die Fingerspitzen berühren. Nun atmen Sie tief in den Bauch ein. Fühlen Sie mit Ihren Händen, wie sich die Bauchdecke hebt, sich der Brustraum weitet, während Sie gleichzeitig die Schultern hochziehen. Beim Ausatmen senkt sich die Bauchdecke, Sie lassen die Schultern mit einem tiefen

Seufzer... Ahhhhhh ... fallen und entspannen sich. Wiederholen Sie diese Übung mehrere Male.

Fragen zur Selbstreflexion
Hat Ihnen diese Methode gefallen? Welche Wirkung haben Sie gespürt?

Ihre Antwort:

Ganz einfach: räkeln, strecken und gähnen
Wenn wir Stress haben, dann spannen wir unsere Muskeln oft automatisch an. Stellen Sie sich nun eine Katze vor, die sich wohlig reckt und streckt und räkelt – dann haben Sie die Grundlagen dieser Übung erarbeitet, die Sie bereits morgens im Bett machen können. Zusätzlich dürfen Sie herzhaft gähnen, damit sich Ihre Gesichtsmuskulatur entspannt. Der Körper bekommt durch die Sauerstoffzufuhr einen wahren Energieschub.

Fragen zur Selbstreflexion
Hat Ihnen diese Methode gefallen? Welche Wirkung haben Sie gespürt?

Ihre Antwort:

Als Nächstes probiert Hannes drei weitere Übungen aus, die ebenfalls einfach sind, aber ein wenig mehr Zeit in Anspruch nehmen.

Entspannungsübung „Fünf"
Diese Entspannungsübung hilft Ihnen, Ihr inneres System „herunterzufahren".

Und so funktioniert's:

Halten Sie beide Hände wie einen Fächer vor Ihr Gesicht und schließen Sie die Augen. Rufen Sie sich eine schöne Begebenheit in Erinnerung. Das können Bilder vom letzten Urlaub oder andere Erlebnisse sein, die in Ihnen positive Gefühle wecken. Atmen Sie tief ein, halten Sie die Luft an und atmen Sie anschließend langsam wieder aus. Wiederholen Sie diese Übung fünf Mal. Nachdem Sie nun Ihre Gedanken in Richtung „angenehm" gebracht haben und Ihre Atmung ruhiger geworden ist, spannen Sie Ihr Gesicht einmal komplett an und lasse dann alle Gesichtsmuskeln wieder los. Danach werden Sie sich freier und entspannter fühlen.

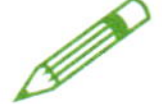

Fragen zur Selbstreflexion

Hat Ihnen diese Methode gefallen? Welche Wirkung haben Sie gespürt?

Ihre Antwort:

Entspannungsübung „Schütteln"

Diese Entspannungsübung hilft Ihnen, Ihre Gedanken und Ihren Körper zu aktivieren. Sie geht schnell und ist sehr effektiv.

Und so funktioniert's:

Nehmen Sie alle negativen Gefühle und alle Belastungen ganz bewusst in Ihre Gedanken und in Ihren Körper. Schütteln Sie alle Ihre Körperteile kräftig durch, bis die Belastungen verschwinden und Sie sich wieder frischer und entspannter fühlen.

Fragen zur Selbstreflexion
Hat Ihnen diese Methode gefallen? Welche Wirkung haben Sie gespürt?

Ihre Antwort:

Entspannungsübung „Den Gedanken loslassen“
Diese Entspannungsübung hilft Ihnen, Ihre negativen Gedanken bewusst loszulassen.

Und so funktioniert's:
Setzen Sie sich auf einen Stuhl, mit den Fußsohlen fest auf dem Boden. Legen Sie nun Ihre Hände mit den Handflächen nach oben auf die Oberschenkel und entspannen Sie sich. Atmen Sie tief ein und sagen Sie sich im Stillen „Ich lasse meinen Gedanken ... los!“ Atmen Sie nun tief aus und lassen Sie den Gedanken los. Wiederholen Sie diese Übung mit demselben Gedanken drei Mal.

Fragen zur Selbstreflexion
Hat Ihnen diese Methode gefallen? Welche Wirkung haben Sie gespürt?

Ihre Antwort:

Endlich wieder gut schlafen

Hannes kann seit Jahren schlecht ein- und durchschlafen. Morgens wacht er oft wie gerädert auf. Er möchte und muss dagegensteuern, um morgens erholt aufzustehen und den Tag kraftvoll zu beginnen.

Wie bei den meisten Schlafstörungen liegt auch bei Hannes mehr als nur eine Ursache vor. Nicht selten spielen die auslösenden Faktoren irgendwann keine Rolle mehr, denn Schlafstörungen tendieren leider dazu, sich zu verselbstständigen.

Wie Sie selbst Schlafstörungen entgegenwirken können:

- Trainieren Sie regelmäßig tagsüber kurz eine Entspannungsübung
- Trinken Sie ab 15.00 Uhr keinen Kaffee oder schwarzen Tee mehr
- Überzeugen Sie sich, bevor Sie ins Bett gehen, dass der Wecker gestellt und alles für den nächsten Tag vorbereitet ist
- Lüften Sie das Schlafzimmer

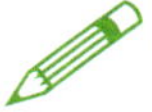

Fragen zur Selbstreflexion

Was tun Sie heute noch, um nachts besser durchzuschlafen?

Ihre Antwort:

Acht populäre Irrtümer zum Thema Schlaf

Irrtum 1: Der Schlaf verläuft nach dem Einschlafen gradlinig abfallend bis zu seinem tiefsten Punkt, um dann langsam bis zum Erwachen am Morgen wieder anzusteigen.
Richtig ist: Schlaf ist ein aktiver, in 90-Minuten-Zyklen ablaufender Prozess.

Irrtum 2: Der Großteil der Nacht besteht aus Tiefschlaf.
Richtig ist: Tiefschlaf findet sich nur in der ersten Hälfte der Nacht. Die Summe der Tiefschlafphasen machen nicht mehr als 15–20 Prozent der Nacht aus. 50 Prozent der Nacht bestehen aus Leichtschlaf.

Irrtum 3: Ein guter Schläfer wacht nachts nicht auf.
Richtig ist: Mehrmaliges Aufwachen gehört zu einem gesunden Schlaf und ist physiologisch sinnvoll.

Irrtum 4: Nach einer „schlechten" Nacht muss der Schlaf in der darauffolgenden Nacht nachgeholt werden.
Richtig ist: Der Körper reguliert einen Schlafverlust durch die Schlafqualität und nicht durch die Quantität.

Irrtum 5: Regelmäßiger nächtlicher Schlaf ist lebensnotwendig.
Richtig ist: Regelmäßiger Schlaf ist wichtig, aber verpasster Schlaf ist unschädlich und hat tatsächlich nur wenig Konsequenzen auf die Leistungsfähigkeit am Tage.

Irrtum 6: Der Schlaf vor Mitternacht ist der beste.
Richtig ist: Frühes Schlafengehen führt in der Regel zu frühem Erwachen. Das erste Drittel des Schlafes mit seinem überwiegendem Tiefschlafanteil tritt weitgehend unabhängig vom Einschlafzeitpunkt auf.

Wenn Sie Leistung bringen, müssen Sie auch regenerieren. Geben Sie sich dazu genügend Zeit!

Irrtum 7: Im Laufe des Tages nimmt die Müdigkeit stetig zu.
Richtig ist: Die Müdigkeit schwankt in einem circa vierstündigen Rhythmus.

Irrtum 8: Acht Stunden Schlaf sind notwendig, um erholt zu sein.
Richtig ist: Die Schlafdauer ist individuell sehr unterschiedlich. Es gibt Kurzschläfer, die mit nur vier bis fünf Stunden Schlaf pro Nacht auskommen.

Rituale für jeden Tag

Rituale sind unsere Anker im Alltag – dazu gehören auch so kleine und scheinbar belanglose Dinge wie der Kaffee am Morgen. Doch solche Rituale können helfen, mit Stress gut umzugehen und Krisen besser zu bewältigen. Jede Kultur, jede Familie und jeder Freundeskreis begeht seine eigenen Rituale. Diese vermitteln nicht nur Sicherheit, sondern lassen auch ein Gefühl der Zusammengehörigkeit entstehen. Dies gilt für die „großen" gesellschaftlichen Rituale – Taufe, Hochzeit, Beerdigung – genauso wie für unseren „kleinen" Alltag. Rituale geben unserem Leben Sinn, Struktur und Halt.

Jeder Mensch – auch Sie! – hat seine alltäglichen Routinen, also Handlungen, die er täglich wiederholt und mit denen er bewusst oder unbewusst seinen Tag strukturiert. Das liegt an der Funktionsweise unseres Gehirns, welches immer und überall nach Strukturen sucht, die ihm das Leben erleichtern. So hat zum Beispiel fast jeder Mensch ein Schlafritual. Dieses fängt beim abendlichen Lüften des Schlafzimmers an, geht übers Zähneputzen über in die Lektüre eines guten Buches, bevor er sich genüsslich auf die rechte Körperseite zum Einschlafen legt.

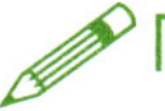

Fragen zur Selbstreflexion
Welche Rituale pflegen Sie?

Ihre Antwort:

In der Folge geben wir Ihnen einige Impulse für Rituale. Wir möchten Sie ermuntern, diese in der nächsten Zeit einfach einmal auszuprobieren:

- Stellen Sie sich morgens die Frage: Wofür bin ich heute dankbar?
- Bauen Sie kleine Ruheinseln in Ihrem Tagesablauf ein. Geeignete Momente dafür sind, nachdem Sie eine Aufgabe abgeschlossen haben oder bevor Sie eine neue Aufgabe in Angriff nehmen. Schließen Sie dann für einen Augenblick die Augen, atmen Sie bewusst in den Bauch, durch die Nase, ruhig, lang und gleichmäßig, atmen Sie dabei etwas länger aus, als Sie einatmen
- Pflegen Sie vor dem Einschlafen ein kleines Ritual und fragen Sie sich: Was haben Sie heute gelernt? Was ist Ihnen heute gut gelungen? Was nicht? Was können Sie daraus lernen?

Fragen zur Selbstreflexion
Welches der vorgeschlagenen Rituale probieren Sie als Erstes aus?

Ihre Antwort:

___

Welche Erfahrung haben Sie damit gemacht?

Ihre Antwort:

___

Anti-Stress-Strategien entdecken

Mentale Entspannung ist gut! Wer Wege kennt, sich selbst zu helfen, ist zuversichtlicher und erlebt weniger Stress. Auch Sie, liebe Leserin und lieber Leser, können folgende Anti-Stress-Strategien ausprobieren:

Die eigene Einstellung überprüfen

Wie Sie eine Stresssituation erleben, hängt in erster Linie von Ihren persönlichen Gedanken, Ihrer Einstellung und Ihrer Wahrnehmung, ab. Die Frage lautet: Worauf richten Sie Ihren Blick?

Geschichte zu dem Thema Einstellung: Die Wölfe

Eines Abends erzählt der alte Sioux-Indianer seinem Enkelsohn von der großen Schlacht … „Weißt du, mein Enkelsohn … dieser Kampf tobt in mir und er wird von zwei Wölfen gekämpft. Der eine Wolf ist böse … voller Probleme, Ärger, Neid, Groll, Leid, Kummer und Sorgen. Voller Gier, Arroganz, falschem Stolz, Überlegenheit und Ego. Voller Minderwertigkeitsgefühle, Selbstmitleid, Lüge und Schuld. Der andere Wolf ist gut … voller Freude, Liebe, Mitgefühl, Freundlichkeit, Demut und Wohlwollen. Voller Gelassenheit, Großzügigkeit, Wahrheit, Hoffnung und Vertrauen. Fast täglich kämpfen und ringen sie miteinander …" Der Enkelsohn hört ganz gebannt zu und fragt schließlich seinen Großvater voller Bangen: „Und welcher von den beiden gewinnt, Großvater?"
Der Großvater: „Es gewinnt immer der, den ich mit meinen Gedanken füttere."

(Verfasser unbekannt)

Nichts tun

Setzen Sie sich entspannt hin und tun Sie nichts. Sie haben richtig gelesen – einfach nichts tun, nur so da sitzen. Faulenzen Sie mal – mindestens eine Viertelstunde. Ohne etwas zu lesen, ohne dass nebenbei der Fernseher oder das Radio läuft. Lassen Sie Ihre Gedanken wandern. Gewinnen Sie Abstand. Sie werden sehen und staunen, wie sich nach 15 gemütlichen Minuten die Welt für Sie beruhigt hat.

Den Humor behalten

Mit Lachen bauen Sie Stress ab und stärken das Immunsystem. Humor hilft Ihnen, belastende Situationen unter einem anderen Blickwinkel zu sehen und sie so zu entschärfen.

Neue Motivation und smarte Ziele

Motivation ist, stark vereinfacht gesagt, das Streben nach Zielen. Selbstmotivation ist die Kunst, sich Ziele zu setzen und die damit verbundenen Aufgaben schwungvoll und begeistert zu erledigen..

In Bezug auf Stressmanagement können wir zwei Arten von Motivation unterscheiden:

1. **Problemorientierte Motivation** – weg von einem unerwünschten Zustand. Bei der Motivation „weg von“ ist der Ausgangspunkt der Negativzustand und der Energieaufwand zur Veränderung sehr hoch.
2. **Lösungsorientierte Motivation** – hin zu einem erwünschten Zustand. Bei der Motivation „hin zu“ geht es darum, ein positives Ziel zu formulieren. Die Bewegung wird positiv und verleiht Kraft und Energie.

Damit Motivation nachhaltig wird, braucht es motivierende Ziele. Unter „Ziel“ möchten wir einen in der Zukunft liegenden Zustand verstehen, der sich von der derzeitigen Situation positiv unterscheidet. Um attraktive Ziele zu formulieren, gibt es einige hilfreiche Methoden. Zunächst sollten Sie eine positive Wortwahl finden. Formulieren Sie die gewünschte Zukunft im Präsens, im Hier und Jetzt („ich habe, mache, arbeite ...“). Damit wird der Zielzustand real, greifbar und lässt sich in der Gegenwart „verankern“.

Ziele sollten Sie zudem „smart“ formulieren. SMART steht dabei für

S – spezifisch
M – messbar
A – aktionsorientiert
R – realistisch
T – terminiert

Wir gehen kurz auf die einzelnen Begriffe ein.

Spezifisch
Ein Ziel soll spezifisch, also konkret, eindeutig und präzise formuliert werden. Denn ein Ziel ist kein vager Wunsch.

Messbar
Um die Erreichung eines Zieles zu prüfen, muss ein Ziel messbar sein. Bei quantitativen Zielen ist das relativ einfach. Schwerer fällt es bei qualitativen Zielen. Doch versuchen Sie trotzdem möglichst genau zu definieren, woran Sie konkret bemerken werden, dass Sie Ihr Ziel erreicht haben.

Aktionsorientiert, attraktiv
Das Ziel soll positiv und aktionsorientiert formuliert werden und bestenfalls Vorfreude bereiten.

Realistisch
Das Ziel kann ruhig hoch gesteckt sein, sodass wir uns strecken müssen, um es zu erreichen („stretch goal"). Hochgesteckte Ziele fordern uns, dürfen uns aber nicht überfordern. Das Ziel muss stets erreichbar sein.

Ziele sind wichtig. Wenn man sie definiert, kann man sie bewusst erreichen.

Terminiert
Zu jedem Ziel gehört ein klarer Termin, bis zu dem es erreicht sein soll. Wenn ein Ziel nicht terminiert ist, schiebt man es immer vor sich her. Der Termin ist das entscheidende Merkmal eines echten Zieles.

„Smarte" Ziele in der Praxis

„Smarte" Ziele haben eine große Kraft, denn sie lenken unsere Energie. Hier einige positive und negative Beispiele, die Ihnen bei der Formulierung Ihrer „smarten" Ziele helfen können:

Falsch: Ich will körperlich fit sein und abnehmen.

Besser: Ich gehe jede Woche drei Mal laufen und nehme ab.

Falsch: Ich will viele Bücher lesen.
Besser: Ich lese ab jetzt jeden Tag 10 Seiten.

Falsch: Ich will mehr Zeit mit meiner Familie verbringen.
Besser: Ich nehme mir jeden Tag eine Stunde Zeit für meine Familie.

So funktioniert's
Ich laufe jede Woche drei Mal für 30 Minuten, esse viel Obst und Gemüse und fühle mich in einem halben Jahr gesund und fit und habe fünf Kilo abgenommen.

Wer sich sein Ziel jeden Morgen und Abend einmal laut vorliest, trainiert sein Gehirn und setzt somit wichtige Haltepunkte für neue Motivation.

Fragen zur Selbstreflexion
Welches Ziel verfolgen Sie in dem Lebensbereich „Arbeit und Leistung“?

Hinweis zur Beantwortung: Dieser Lebensbereich umfasst einen für Sie persönlich stimmigen Beruf mit den damit verbundenen Tätigkeiten, Aufgaben und Erfolgen (Ansehen, Anerkennung und Geld, Absicherung, Wohlstand, Vermögen). Außerdem gehört dazu Ihre persönliche Karriere, die Sie zufrieden macht.

Ihre Antwort:

Welches ist Ihr erster Schritt in Richtung dieses Ziels?

Ihre Antwort:

Welches Ziel verfolgen Sie in dem Lebensbereich „Beziehungen und Kontakte“?

Hinweis zur Beantwortung: Dieser Lebensbereich umfasst Ihre Familie (Herkunftsfamilie, eigene Familie), Freunde, Bekannte, Nachbarn, Vereinskollegen ... Kurz: Alle Menschen, denen wir Freude und Zuwendung schenken oder von denen wir Freude und Zuwendung erhalten.

Ihre Antwort:

Welches ist Ihr erster Schritt in Richtung dieses Ziels?

Ihre Antwort:

Welches Ziel verfolgen Sie in dem Lebensbereich „Körper und Gesundheit“?

Hinweis zur Beantwortung: Dieser Lebensbereich umfasst alle Themen rund um körperliche und geistige Fitness, Ernährung, Entspannung, Erholung, Sport und Lebenserwartung.

Ihre Antwort

Welches ist Ihr erster Schritt in Richtung dieses Ziels?

Ihre Antwort:

Welches Ziel verfolgen Sie in dem Lebensbereich „Sinn und Zukunftsfragen“?

Hinweis zur Beantwortung: Zu diesem Themenbereich gehören alle Fragen rund um die eigene Perspektive, die persönlichen Ziele und Werte. Was ist Ihnen wirklich wichtig? Was liegt Ihnen am Herzen? Außerdem auch die Frage nach dem Sinn des Lebens, Themen wie Selbstverwirklichung, persönliche Weiterentwicklung, Religion, Philosophie, Erfüllung, Liebe, Beruf als Berufung ...

Ihre Antwort:

Welches ist Ihr erster Schritt in Richtung dieses Ziels?

Ihre Antwort:

Den persönlichen Lieblingsplatz finden

Ein Lieblingsplatz ist ein Ort, an dem man abschalten, Ruhe finden und sich entspannen kann. Also eine Art Platz, an dem man Stress, Hektik und Lärm „aussperrt“ und den das Gehirn mit positiven Gefühlen verknüpft.

Fragen zur Selbstreflexion

Welches ist Ihr Lieblingsplatz und was gibt er Ihnen?

Ihre Antwort:

___

Viel Spaß beim Ausprobieren der Anti-Stress-Strategien! Freuen Sie sich auf mehr Gelassenheit.

Persönliches Energiemanagement

Hannes weiß, dass er oft mehr Energie abgibt, als ihm wirklich zur Verfügung steht. Den Betrieb am Laufen zu halten, Sabine ein guter Ehemann zu sein und ihr mit Rat und Tat zur Seite zu stehen, ein guter Vater zu sein, die Eltern nicht zu vergessen ... das macht er alles gerne – aber es kostet ihn auch viel Energie.
Gerade in der Landwirtschaft erfordert der permanente leistungsbezogene Arbeitsalltag oft einen Großteil der persönlichen Energie. Deshalb ist es wichtig, mit der eigenen Energie optimal haushalten zu können und dauerhafte Überforderungen zu vermeiden. Wer gut mit seiner eigenen Energie haushalten kann, der fördert seine Lebensenergie. Es gibt vier Säulen im Bereich des Energiemanagements:

1. Säule: Im Einklang mit der Natur sein

Energiemanagement bedeutet in diesem Zusammenhang, mit den von der Natur vorgegebenen Rhythmen zu leben und diese auf den Menschen zu übertragen. Der Mensch ist kein Roboter – er braucht Pausen, Auszeiten und eine gute Tagesplanung.

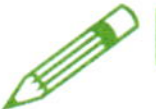

Fragen zur Selbstreflexion

Auf einer Schulnotenskala von 1 bis 6: Wie gut sind Sie in puncto Pausen?

Ihre Antwort:

Auf einer Schulnotenskala von 1 bis 6: Wie gut sind Sie in puncto Auszeiten?

Ihre Antwort:

Auf einer Schulnotenskala von 1 bis 6: Wie gut sind Sie in puncto Tagesplanung?

Ihre Antwort:

---

2. Säule: Mit anstrengenden Menschen gut umgehen

Wer sich gegen anstrengende Menschen in seiner Umgebung behaupten will, sollte bei sich selbst anfangen. Mit den folgenden 10 Strategien kann man sein inneres Schutzschild stärken:

1. Sich die eigenen Stärken bewusst machen, zum Beispiel ein Tagebuch über Erfolge führen.
2. Den Selbstwert nicht von der Zustimmung anderer abhängig machen.
3. Ein Bewusstsein für die eigenen „Knöpfe" entwickeln. An welcher Stelle bin ich besonder reizbar? Wo liegt mein wunder Punkt?
4. Die Erwartungen an andere realistisch halten und deren Grenzen erkennen.
5. Sich klarmachen, dass nicht jeder Mensch einem guttut.
6. Auf die Intuition vertrauen – wann meldet das Bauchgefühl eine unangenehme Situation?

7. In angespannten Situationen Ruhe bewahren – emotional zu reagieren verstellt den Blick.
8. Sich mit Menschen umgeben, die Kraft spenden und aufbauen – sie geben Energie und stärken das eigene Schutzschild.
9. Verantwortung für die eigenen Entscheidungen übernehmen – ob wir nun einen Kontakt abbrechen oder ihn aufrechterhalten.
10. Ein freundlicher, wohlwollender Blick auf sich selbst ist Gold wert – in jeder Lebenssituation.

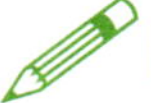

Fragen zur Selbstreflexion
Wie gehen Sie mit anstrengenden Menschen um?

Ihre Antwort:

___

Was brauchen Sie, um noch besser mit anstrengenden Menschen umgehen zu können?

Ihre Antwort:

___

3. Säule: Bewusst Prioritäten setzen
bedeutet Prinzipien, Ziele und Perspektiven zu haben und diese auch zu leben.

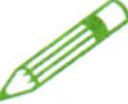

Fragen zur Selbstreflexion
Auf einer Schulnotenskala von 1 bis 6: Wie gut sind Sie im Setzen von Prioritäten?

Ihre Antwort:

___

4. Säule: Ganzheitlich leben

Energiemanagement bedeutet in diesem Zusammenhang, eine gute Kombination aus Bewegung, Ernährung und ausreichend Schlaf zu haben, damit das Energiedepot immer wieder aufgefüllt werden kann.

Fragen zur Selbstreflexion

Auf einer Schulnotenskala von 1 bis 6: Wie gut sind Sie in puncto ganzheitlicher Lebensführung?

Ihre Antwort:

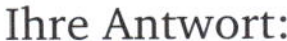

Geschichte zum Thema Energiemanagement: Die Weisheit des Universums

Vor langer Zeit überlegten die Götter, dass es sehr schlecht wäre, wenn die Menschen die Weisheit des Universums finden würden, bevor sie tatsächlich reif genug dafür wären. Also entschieden die Götter, die Weisheit des Universums so lange an einem Ort zu verstecken, wo die Menschen sie so lange nicht finden würden, bis sie reif genug sein würden. Einer der Götter schlug vor, die Weisheit auf dem höchsten Berg der Erde zu verstecken. Aber schnell erkannten die Götter, dass der Mensch bald alle Berge erklimmen würde und die Weisheit dort nicht sicher genug versteckt wäre. Ein anderer schlug vor, die Weisheit an der tiefsten Stelle im Meer zu verstecken. Aber auch dort sahen die Götter die Gefahr, dass die Menschen die Weisheit zu früh finden würden.

Dann äußerte der weiseste aller Götter seinen Vorschlag: „Ich weiß, was zu tun ist. Lasst uns die Weisheit des Universums im Menschen selbst verstecken. Er wird dort erst dann danach suchen, wenn er reif genug ist, denn er muss dazu den Weg in sein Inneres gehen.“ Die anderen Götter waren von diesem Vorschlag begeistert und so versteckten sie die Weisheit des Universums im Menschen selbst.

(Verfasser unbekannt)

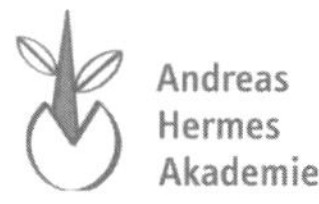

Die Andreas Hermes Akademie (AHA)
ist die zentrale Weiterbildungseinrichtung der deutschen Landwirtschaft.
Mit einem Team aus ca. sechzig Trainerinnen und Trainern bieten wir unter anderem das erfolgreiche und bewährte b|u|s- und b|u|s *plus*- Unternehmertraining an.

b|u|s ist ein systematisch aufgebauter Entwicklungsprozess für Unternehmer, die die Geschicke Ihres Unternehmens selbst in die Hand nehmen. Die einzelnen Trainings zu den verschiedenen Kernkompetenzen bauen systematisch aufeinander auf. Sie entwickeln und trainieren Schritt für Schritt zentrale Unternehmerkompetenzen, wenden sie direkt an und arbeiten an Ihrem individuellen Unternehmenserfolg. Nach den b|u|s-Kernkompetenzen können Sie Ihren Entwicklungsprozess in b|u|s *plus* in flexibler Themenzusammenstellung fortsetzen.
Weitere Informationen finden Sie unter www.andreas-hermes-akademie.de/

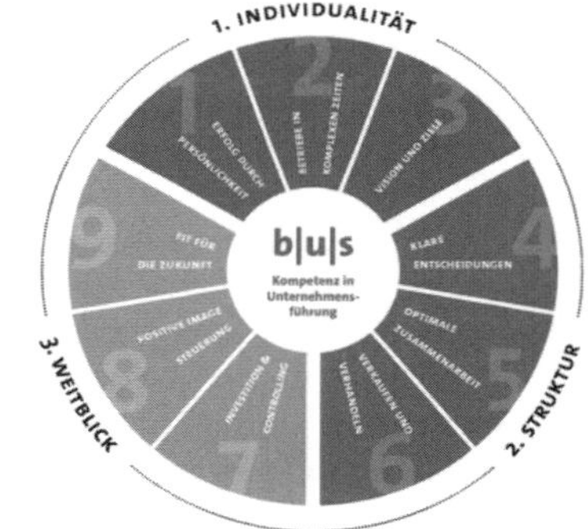

Seminarreisen

Wer im Alltag steckt, kann nur schwer mit Klarheit und Ruhe über den Tellerrand und auf sich selbst blicken. Vor diesem Hintergrund organisiere ich in Kooperation mit der Andreas Hermes Akademie Seminarreisen auf die Insel Mallorca.

Die Sonneninsel Mallorca zeigt sich in der ruhigen Vor- und Nachsaison in all ihren Facetten. Ein ruhiges, sehr schönes Appartementhaus direkt am Meer erwartet Sie. Neben den täglichen zwei- bis dreistündigen Workshops stehen gemeinsame Ausflüge zu einsamen Buchten, in historische Städte, zu landestypischen Märkten sowie die abendlichen Besuche in ausgewählte Restaurants auf dem abwechslungsreichen Programm. Am letzten Tag bietet eine exklusive Bootstour einen anderen Blick auf die wunderschöne Insel.

Die Seminarreisen stehen jeweils unter einem besonderen Thema und führen zu tollen Zielen. Sie geben Ihnen die Gelegenheit, sich eine kleine Auszeit zu nehmen und Inspiration sowie neue Motivation für die täglichen Herausforderungen zu bekommen. „Lernen an außergewöhnlichen Seminarorten ist etwas ganz Besonderes!" Entspannung, Entschleunigung, Zufriedenheit, dosierte Trainingsinhalte in Form von Workshops und viel Zeit für sich, zu zweit oder für gemeinsame Unternehmungen – das macht den besonderen Zauber der Seminarreisen aus.

Die Workshops finden an außergewöhnlichen Orten am Meer statt, sodass entspanntes Arbeiten garantiert ist. „Die Seele baumeln lassen – sich um nichts kümmern zu müssen – das macht den Kopf frei, gibt Kraft und bringt Erholung", sagen die Seminarteilnehmer.

Kontakt

Andreas Hermes Akademie (AHA)
im Bildungswerk
der Deutschen Landwirtschaft e. V.
In der Wehrecke 1
53125 Bonn
Telefon: +49 (228) 91929-99
Telefax: +49 (228) 91929-30
E-Mail: info@andreas-hermes-akademie.de
Internet: www.andreas-hermes-akademie.de

Über die Autorin

Birgit Arnsmann studierte Textilbetriebswirtschaft an der LDT Nagold und war danach im internationalen Textileinkauf als Zentraleinkäuferin in Europa und Fernost tätig. Im elterlichen Betrieb sammelte sie als Interims-Geschäftsführerin unternehmerische Erfahrungen.
2004 suchte sie eine neue berufliche Herausforderung und machte sich im Bereich Training / Coaching / Beratung mit der „Persönlichkeitsschmiede" selbstständig. Sie arbeitet als Change-Management-Trainerin und systemischer Coach in Unternehmen mit Führungskräften und Mitarbeitern unterschiedlicher Branchen. Einer ihrer Themenschwerpunkte liegt in der Stress- und Burnoutprävention. Hierzu gibt sie unter anderem für die Andreas Hermes Akademie Seminare, hält Vorträge und organisiert Seminarreisen nach Mallorca.
Für Fragen, Feedback oder einfach so:
info@persönlichkeitsschmiede.de

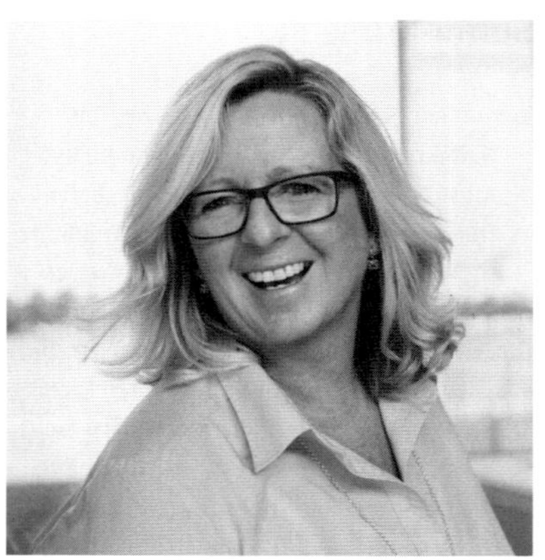

Bibliografische Information der Deutschen Nationalbibliothek
Die Deutsche Nationalbibliothek verzeichnet diese Publikation in der Deutschen Nationalbibliografie; detaillierte bibliografische Daten sind im Internet über http://dnb.d-nb.de abrufbar.

Wollgrasweg 41, 70599 Stuttgart (Hohenheim)
E-Mail: info@ulmer.de
Internet: www.ulmer.de
Lektorat: Anna Häusler
Umschlagentwurf: Verlag Eugen Ulmer
Titelbild: www.colourbox.de
Komplettproduktion:
Verlagsbüro Wais & Partner, Stuttgart
Druck und Bindung: Friedrich Pustet, Regensburg
Printed in Germany

ISBN 978-3-8001-0345-4